トラウマからの回復

ブレインジムの「動き」がもたらすリカバリー

著
スベトラーナ・マスコトーバ
パメラ・カーリー

監訳
五十嵐善雄
五十嵐郁代
たむらゆうこ

翻訳
初鹿野ひろみ

星　和　書　店

Seiwa Shoten Publishers

2-5 Kamitakaido 1-Chome
Suginamiku Tokyo 168-0074, Japan

Trauma Recovery——You Are A Winner

Svetlana Masgutova Ph.D
Pamela Curlee

Translated from English
by
Yoshio Igarashi
Ikuyo Igarashi
Yuko Tamura
Hiromi Hajikano

監訳者まえがき

東日本大震災の後、日本教育キネシオロジー協会は、アメリカ本部の支援の意向を受けて、「トラウマに効果のある動き」をＨＰで公表した。その時、「トラウマとは何か、どうしてトラウマに効果があると言えるのか」と質問されて、答えに窮したブレインジム・インストラクターがいたと聞いた。トラウマ体験には、その出来事を指す場合と、心の傷を指す場合がある。どのような専門家でも、心の傷としてのトラウマ体験を定義するのは難しい。なぜなら、心の傷の深さや大きさは、個別の主観的体験の上に成り立っていて、シンプルな体験か複雑な体験かなどの状況によって、その表象が異なってくるからだ。また、ブレインジムの動きの効果に対する根拠として、今のところ、客観的かつ科学的な説明は乏しい。脳機能からトラウマを説明する知見が出始めたものの、脳と身体の関係は、まだ分からないことが多い。

しかし、この本を読んで、列車に乗っていた千三百人弱のうち七八〇人のもの人が亡くなった一九八九年の鉄道事故で生き残った子ども達の体験を、トラウマ体験ではないと言う人はいないだろうし、「動き」が人のこころに及ぼす影響について考えない人はいないと思う。さまざまな心理治療を用いても治療に行き詰まり、途方に暮れたマスコトーバは、命の危機に瀕した子どもたちに、どうにかして生きる希望をもってもらいたいと、藁をもつかむ気持ちでブレインジムの「動き」を用いた。そのような時に、「なんの根拠があって使うのか」と反論できる人がいるだろうか。使った結果、まるで妖精の羽の燐粉が魔法を起こしたかのように、ブレインジムは、子どもたちに良い変化をもたらした。

良い変化を見ることができた理由として、マスコトーバ自身が心理学者で豊富な臨床経験を持ち治療の基本を身につけていたこと、何よりも安全第一に治療をすすめ、やみくもにブレインジムの「動き」を用いたわけではないこと、関わった対象は子どもであり処理が早いこと、などが挙げられる。そういう点にも、充分注意を払って読んで頂ければと思う。トラウマ体験を癒すのに必要なことは、孤立化を防ぐこととエンパワメントである。それら信頼の基礎となる愛着は、つながりによって確固たるものとなり、つながりの基礎は身体をもって築かれる。言葉はその先に降りてくる。

マスコトーバは、心の底から「動き」の効果を感じたために、効果があった理由を追い求めた。好奇心旺盛な人は、今後、それについても、興味を掻き立てられるに違いない。

田村協会理事長の直感によって日本に持ち帰られたこの本の出版に際して、星和書店の石澤社長、近藤達哉さん、岡部浩さんに大変お世話になった。訳者・監訳者を代表して、心からお礼を申し上げたい。

五十嵐郁代

まえがき

生来の発達の動きのパターンは、後に習得した動きのパターンとともに、ＤＮＡや体験的記憶の中に「地図」として描かれています。私たちはこうしたいくつもの地図に依存して動いており、ここにアクセスすることによって、新しい学びや十全に生きるための方法を見出します。ブレインジムのプログラムは、理想的には、幼児期から就学前までの段階で、誰もが体験することになる、このような体系化され集中して行う動きを活性化します。したがって、この特別な動きを行う人は誰でも、年齢に関わりなく、より集中し、気づき、自主的になるのです。

カーラ・ハナフォード博士が残していったブレインジムの原書（妻のゲイルと私の共同執筆）を手にしたとき、スベトラーナ・マスコトーバ博士は、まだこの学びのシステムについてほとんど何も知りませんでした。最初はその本のあまりの単純さに懐疑的であったにもかかわらず、マスコトーバ博士は、その安全で覚えやすい動きを、悲惨な列車事故で生き残ったロシアの子どもたちに使いました。こうして博士自ら、ブレインジムの動きが回復へとはたらきかける、驚くべき証拠を目の当たりにすることになりました。

私が今でもはっきりと覚えているのは、一九八九年にマスコトーバ博士がゲイルと私に宛てた手紙の中で、ブレインジムを使ったウラル病院での体験を語ってくれたことです。今日スベトラーナは私たちの大切な友人であり、仲間であり、また教育キネシオロジー財団のロシアとポーランドの国際ファカルティーでもあります。博士の行った現地調査とその成果を、パメラ・カーリーとの共同執筆という形で、私たちに分かち合って下さったことに謝意を表します。

この本の中でマスコトーバ博士とカーリー女史は、トラウマの重い後遺症に苛まれる子どもたちが、どのようにして動きのパワーを使うことを覚え、目の前の不安を克服し、新たな自分を見出すことができたのか、その経緯を巧みに伝えてくれます。『トラウマからの回復：ブレインジムの「動き」がもたらすリカバリー』は、岐路に立つ子どもたちの明らかな現実――痛み、恐怖、苦しみ――の向こう側に、一人の人間が彼らの心の奥に見通した、まだ見ぬ可能性の物語です。とりわけここに描かれているのは、深い悲しみと喪失に直面しながらも、サバイバルから成長へと動いていくために、脳と神経回路を活発にする自然の動きを信頼し、一人ひとりの子どもたちに現れてくる個性を引き出そうとした勇気の物語です。

感動的で輝かしい出来事から生命を脅かされるような体験に至るまで、人生経験のすべてが、最終的な自分のあり方に関わってきます。そして「動き」（意識的な動き）はまさに「学び」への扉なのです。限定的な生存のための行動パターンを超越するためには、まず一人ひとりが身体に戻る必要性を真摯に受けとめ、目、耳、手、足、知覚をはたらかせて、脳全体を呼び覚まさなければなりません。スベトラーナさん、われわれを守るという原始反射の役割を教えて下さったこと、そして自己意識を生み出すためには動くことが必要だと思い出させて下さったことに感謝します。あなたの仕事と、パメラさんのブレインジムに対する理解とそれを伝える力に敬意を表すとともに、世界中の皆さまにこの本をお奨めします。

カリフォルニア州ベントゥーラにて

ポール・E・デニソン

序 文

やれるはずがないと言う人たちは、やっている人の邪魔をしてはならない。

中国の格言より

私がスベトラーナ・マスコトーバ博士と知り合ったのは一九九四年のことでした。時折控えめに、中央ロシアの列車事故で、生き残った子どもたちの精神的な回復の手伝いをしたとお話しされていました。しかし話はそれだけで、すぐに次の話題へ移ってしまうのでした。長い間、私はこの話の続きを待っていました。

幸いにも彼女は、この脳裏に焼き付いて離れない記憶の扉を、勇気をもって開く決意をしたのです。『トラウマからの回復：ブレインジムの「動き」がもたらすリカバリー』に込められたメッセージは、こうして日の目を見ることになりました。この物語は、ブレインジムのプログラムが、自然な学びの原則に基づくがゆえに重要であり、実践的であることを確認させてくれます。今回の惨事で実証されたように、ブレインジムは、時に生死を分け隔てる、ドラマチックな相違を生み出すこともあります。

スベトラーナの話は、触媒としての動きと意図的なタッチが、新しいことを学び成長するためには、大変重要であることを指摘しています。学校が、学びを豊かなものにしてくれる内的で自然なプロセスからますます乖離するにつれ、テストの成績に対する不満よりも、学業への不満の方がしばしば高くなるという理由は明確になります。動きは自然の学びの基本であるということを、スベトラーナの物語に登場する子どもたちは教えてくれます。逆に、大半の教育システムは、試験の準備とその結果ばかりに捕われて、生徒たちにはただじっと座っていることを期待します。それはちょうど、よちよち歩きの幼児に、じっと動かず静かに聞いていなさいと指図して、歩き方のいろはを説明しているようなものです。真の学びは、自ら参加し、動き、体験することを通して体得され、豊かになります。

この物語の重要なメッセージは、知性だけでなく身体も学びに関わっているということです。身の安全を感じられなければ、学びが著しく阻害されるということを、この惨事の生存者たちは教えてくれます。最後に子どもたちが身をもって実証してくれたのは、安全を身体で確認できたことにより、感情も知性も飛躍的に成長できたということでした。

この本はスベトラーナの個人的な体験と、ブレインジムのように実にシンプルな動きが、奥深いはたらきをしうる可能性について語っています。この本を読んで、皆さんが元気になってくれることが私の本望です。そして実際に、ブレインジムのような意図的な「動き」を取り入れると、学びが豊かになる効果を、ぜひご自分で探求していただきたいと思います。ここに挙げた事例は極端なものですが、ブレインジムがもたらす恩恵の数々は、日々世界中の教育現場、カウンセリング、スポーツ、ビジネス、そして人間関係の領域で報告されています。「動き」は行動、態度、概念を新しく学び直す際の大切な鍵となります。

この本の再調査のために、列車事故の翌日以降に出た、おびただしい数の新聞を検証した結果、私はこの事故が単発の出来事ではなかったことを知りました。驚いたのは、世界中の何億もの人々が、同時に、四十八時間の内にこの地球を襲ったいくつかのショッキングな出来事の余波に見舞われていたということです。大惨事が数時間の隔たりで重なったことにより、世界の何億人もの人たちが、精神的にも生理的にも、大きな苦痛を同時に味わうことになりました。数知れない国々の一般の人々の間に、不安が広まりました。心的外傷後ストレスの痛みと苦しみから、解放されたいという人々の叫びが伝わってきました。

特に胸を打たれたのは、天安門広場の戦車前で立ちはだかる学生の、あの有名な写真が、ロシアで起きた列車事故の悲劇を報じる新聞の一面を飾っていたという事実です。一中国市民の丸腰の姿は、勇気がどのようなものであるかを端的に物語る象徴的な絵となっていました。一人で立ちつくす若者は、天安門広場へと向かう戦車の縦列に向き合い、その前進を阻んでいました。彼は戦車の動きを止めただけでなく、先頭の戦車によじ登り、友人たちが引きずり下ろすまで乗組員と話していました。私にとってはっきりしたことは、AP通信が世界に配信したこの写真が、私たちの本のメタファーであるということでした。

戦車の動きを止めた天安門広場の青年のように、スベトラーナ・マスコトーバは、個人や世界の危機に際し、恐れと狂気に向かって「止まれ！」と命じることができる内面の強さを持ち合わせています。悲劇が起きたときの選択肢は、ショックと不安の重みで押しつぶされてしまうか、勇敢に立ち向かって危機と直面するかのどちらかです。私たちはそこから成長と発展へと向けて進み始めます。

スベトラーナは、子どもたちを助けるすばらしい方法を発見しました。内面の明晰さ、強さ、勇気を、子どもたちが自らの内に引き出せる方法です。後に個人的な悲劇に見舞われたとき、スベトラーナも私も、ブレインジムを用いました。今この贈物を、皆さんと分かち合えることに感謝するとともに、皆さんにも伝えていってもらいたいと思っています。

コロラド州、デンバーにて
パメラ・カーリー

謝辞

愛と感謝の他に相応しい言葉があるでしょうか？

❖大惨事に見舞われた子どもたちに愛と感謝を捧げます。サバイバルを乗り越えて進んでいく方法をみんなに教えてくれました。皆さんの勇気、力強さ、知恵は、いつまでも私たちに感動を与えてくれるでしょう。

❖スベトラーナの親愛なる両親サディコトフスへ愛と感謝を捧げます。常に変わらず私の精神的な師であり心からの支援者です。惨事に関する情報や写真を、目撃者、新聞、公式レポートから収集してくれました。

❖スベトラーナの親愛なる息子デニス・マスコトーバへ。私が病院から戻るまで、毎日何時間も、無条件に忍耐強く待っていてくれたことに愛と感謝を捧げます。あなたの微笑み、オープンな心、そして私を勇気づけてくれたことが日々の支えと力になりました。

❖スベトラーナの夫ピーター・ホーリルクへ。私を支援してくれたこと、そしてサバイバルにおいて安全を実感することが、成長の可能性を引き出しうるのだということを、身をもって教え合えたことに愛と感謝を捧げます。ブレインジムの動きを写真に撮ってくれたことにも感謝します。

❖ウル・テリアク病院の主任であるニコライ・V・イェルモルク医師へ。悲劇の体験を分かち合い、たくさんの命を救って下さったことに愛と感謝を捧げます。

❖スベトラーナの最初の心理学の師である、ヴァディム・サフィン教授へ。事故が起きた後の日々、心理面での共同作業をして下さったことに愛と感謝を捧げます。

❖バシキール国立教育大学のスベトラーナの同僚たち全員に愛と感謝を捧げます。その大学で私は専門家として歩みはじめ四年間働きました。

❖ナターリャ・トルストィッチへ。ブレインジムの本をウファーに持って行くよう、勧めて下さったことに愛と感謝を捧げます。

❖ポール・デニソン博士とゲイル・デニソンへ。世界中何千という人たちの内なる勝者を目覚めさせたブレインジムの教材を作って下さったことに愛と感謝を捧げます。

❖カーラ・ハナフォード博士へ。ブレインジムを世界のさまざまな国へ伝えるパイオニアの一人として、その科学的成果を共有して下さったことに愛と感謝を捧げます。モスクワまであのオレンジ色のブレインジム小本を持参し、*Smart Moves: Why Learning Is Not All in Your Head*（スマートな動き：学びの全てが頭の中にあるわけでないのはなぜか）という本を著して、世界中の人々にあらゆる可能性を開いてくれました。

❖トーニー・ローレンスへ。この本の構想をまとめていくにあたり、心からの友情で支えて下さったことに愛と感謝を捧げます。

❖ゲイル・デニソン、マリリン・ルガロ、バーバラ・ソワダ、カム・ヴゥクシニッチへ。独創的なアイディアを貢献して下さったことに愛と感謝を捧げます。天安門広場のスケッチを描いて下さったポール・カーリー博士にも感謝を捧げます。

❖パメラの美しくて創造力豊かな娘たち、エリカとアレクシー・カーリーへ。あなたがたの果てしない支援と援助に愛と感謝を捧げます。さらに「ブレーンランド」の話では、たくさんの提言とアイディアをまとめるのに多くの時間を割いてくれたエリカに深く感謝します。

❖ジョーエレン・ファイアーストーンとソニア・ノルデンソンのお二人へ。専門家の立場から編集して下さったことに愛と感謝を捧げます。

❖この本に写真を提供して下さったすべての子どもたちに愛と感謝を捧げます。オスカー・ブガジュスキ、リリー・フエンテス、ブリス、ガレット、ヘイデン・ローリーの皆さんです。

目次

はじめに

一九八九年、ロシアのウラル山脈でかつてない規模の列車の大惨事が起きた後、私は心理学者としてボランティアで働きました。事故の直後にウファー市の小児病棟に赴いたのは、この惨事で負傷した多数の子どもたちの心理的な回復を支援するためでした。事故の生存者に向き合ったこの経験により、私の職業と人生は大きく変わることになりました。

この話に一般の関心が高まったのは、専門誌や本に幾度か取り上げられるようになったからです。カーラ・ハナフォード博士の本、*Smart Moves: Why Learning Is Not All In Your Head*（スマートな動き：学びのすべてが頭の中にあるわけでないのはなぜか）の注釈に掲載されたこともその一例でした。これまでにも多くの人たちが、私にこの体験を本に書くようにと勧めてくれました。今皆さんにこれをお伝えする主な理由は、ポール・デニソン博士とゲイル・デニソンさんによって開発されたブレインジムの重要性を、世界の人たちに知らせるためです。この知識がトラウマを生き残ったすべての人たちにとっても、大きな恩恵になるだろうと確信しているからです。

火傷した若い犠牲者らと向き合い、その心理的回復に取り組もうとする勇気は、自然に私の中に生まれてきたように思います。生き残ろうともがく子どもたちと、今この瞬間に共にいるということがとても大切でした。私はしなければならなかった仕事に、ただ名乗りを上げたわけです。

ウファーを離れて何週間が過ぎても、死にゆく子どもたち、ショックやパニックに襲われた子どもたちへの思いと記憶が、執拗に意識にのぼってきました。街なかを歩いているときも、頭に焼き付いた映像が何度も閃光のように現れて、目から涙が溢れるのです。身体は震え、時にはイメージに反応して凍りつくこともありました。そうかと思うと、内にある生存のメカニズムがはたらいて、そのような私の記憶や思いを隠して守ってくれるときもありました。それほど耐え難いものだったのです。焼けただれた肌、呼吸器系に損傷を負った子どもたちの記憶は我慢し難いものでした。現に私の心は沈黙し、時にはまるで石でできているように感じられました。初めのころは出来事の詳細を脇に退け、事故の映像を心の中の引き出しにしまい込み鍵をかけていました。時間が必要だったのです。このようにして危機の後にはたらく回復へのメカニズムの重要性を発見することになりました。つまり個人的にも自然が生み出した生き残りへの戦術が、いかに有能なものであるかを体験したわけです。やがて私は生存者を勝者へとつなげる架け橋を発見し、それを理解するようになりました。

皆さんは悲劇の直後に、自分は犠牲者だったのか、それとも運がよかったのかと問いかけたことがありますか？　危機を乗り越える方法を知っていますか？　立ち往生したり、むやみに動き回ったりしている自分に気がつくことがありますか？　ショックな出来事やトラウマに対して、どんな感情的反応を経験しますか？

悲劇は私たちを損なうためにではなく、新しい可能性を開くために与えられます。私たちが回復力という無限の源泉を開拓するように悲劇は与えられるのです。トラウマの最中はよくこの体験がなぜ「私に起きたのか」と自問します。自分の経験だけでなく他者の不運を目の当たりにして気づいたことは、人の本質的部分は自分が犠牲者になることに同意しないということでした。私たちは苦しむために生まれてきたのではありません。誕生したその日から、そのことを本能的に知っています。この真実は私たちのDNAに刻まれていて、ただ再び目覚めるという必要があるだけです。

パメラ・カーリーと私がここで伝えたいのは、新たに発見した、真に生き残るための四段階プロセスです。誰の中にも存在する内なる勝者は、悲劇の只中にも一本の道を切り開くことができます。その道はやがて、内なる力と勇気と知恵を体験することによって生み出される、幸福と喜びへの道になるのです。

シンガポールで出会った四歳の男の子は、会話の中で「人生は完璧じゃない」と悟りきったように言いました。

私は彼の知性の高さに驚いて、「何ですって？」と大きな声で応じていました。

男の子は落胆したように、大人はこの事を理解できないみたいだと言いました。「そうじゃないの。あなたの言っていることは全く正しいわ。ただ子どもからそんなことを聞くなんて思いもよらなかったの」と私は答えました。「あなたは正しいわ。でも私たちにはいつでも選択肢がある。人生は完璧には見えないかもしれない、だから何もしないという選択もあるし、そうではなくて人生が完璧に見えないから、それをよくするためにいろいろなことを行うという選択もできるのよ」と付け加えました。

男の子は興奮して飛び上がりました。「そうだね。今まで選択があるっていうことは考えもしなかった！　すごくいいアイデアだね」。

私たちの経験が存続しているのは生存のためだけではありません。より深い創造的な学びと理解への意欲をかきたてるという役目も果たしているのです。今私はこの話を皆さんと分かち合う重要性を実感しています。この出来事の詳細によって皆さんを怖がらせようとするのが私の意図ではありません。ひとつの効果的な方法をお伝えすることにより、誰もが当初の生存者という役割を越えて、勝者としての内的世界を見出すためです。勝者は私たち一人ひとりの中にいます！

ポーランド、ワルシャワにて
スベトラーナ・マスコトーバ

第1章　狂気と絶望

小児病棟で最初の部屋に足を踏み入れた途端、目の当たりにした絶望の深さに、私はこれまで学んできたすべてが、根底からくつがえされたということに気がつきました。狂気。それがすべてでした。狂乱、そして見たことも想像したこともない巨大で壮絶な状況の中に私はいました。

どうしたら、このひどく苦しんでいる男の子や女の子の心に触れることができるのだろう？　誰もこんな苦しみに耐えられるものではありません。子どもたちは何が何でも私の助けを必要としていたし、間違いなく私には知識がありました。それなのに、この状況の中で子どもたちの心に届くものを何一つ、私は思いつくことができませんでした。

長年のトレーニングや教師としての経験にもかかわらず、このような状況に対する手引きはありませんでした。どうしてそんなことがありうるのか？　私は必死になって記憶をたどり、トレーニングを論理的に体系的に振り返りましたが、この子どもたちを助けるものは何も見つかりませんでした。

しかし、この状況が不合理だとしたら、論理的解決をあてにすることもありません。何か新しくて違うこと、これまで一度もやったことがないことをする必要がありました。それは何か？　どこにあるのか？　私はただ心から子どもたちに手を差し伸べ、苦しみと痛みの束縛から解放される方法を見つける手助けをしたいと願っていました。

自問自答していたのを思い出します。シー！　頭よ、静まって。ただ耳を澄ますの。どうしたらよいか学ぶのよ。子どもたちが助けて教えてくれる。この惨事をくぐり抜け乗り越えていく方法を、お互いに教え合うのよ。私が教え、子どもたちも私に教え、共に生き残って前に進む道を見つけるの。

さあ子どもたち、私と力を合わせ、この話を伝えるのを手伝って。あなたたちが教える必要のあることを他の人たちも学べるように。さあみんな、どうやって悲劇に立ち向かうのか、どうしたら粉々になった人生の断片をふるいにかけて、いつもそこにいた勇者を見つけることができるのか、他の人たちに知らせるように言葉を見つけるのを助けてちょうだい。

子どもたち、あなたたちは勝者《ヽヽ》です。誰の中にも存在するこの真実を発見する方法を伝えなくてはなりません。自然で、シンプルで、証明された方法があり、それが生き残るうえでも、ひいては成長し発達する自分たちの可能性に対しても大きな違いをつくり出します。秘密は自分の内側にあり、生来の知性を目覚めさせることでもあります。さあ、私たちのストーリーを伝えていきましょう。

第2章　列車に乗った子どもたち

私は列車の一両に乗っていた子どもたちの話を思い出します。その多くは旅行中の子どもたちでした。学校で優秀だった彼らは、学業において優れた創造力、才能、優秀な成績を修めたことによって、休暇を受賞したのです。多くの時間を勉学に費やした結果がついに報われ、大好きなリゾート地への旅行に向けて、子どもたちは興奮と感激でわくわくしていました。万端の準備を整え、大方はノボシビルスクの駅で列車に乗車したのです。シベリアの森を抜け、ホリデイ・キャンプをするクリミアのアルテックまで、彼らを運んでくれることになる列車が、駅に到着するのを心待ちにしながら、期待はますます高まっていきました。キャンプ地に着いたら、黒海の岸辺で暖かな日差しを満喫することができるのです。

ようやく列車が到着したので、子どもたちは勇んで乗り込みました。見送りの家族に手を振る子どもたちもいれば、このご褒美旅行に参加を決めた両親、祖父母、兄弟とともに乗り込む子どもたちもいました。列車は二十両編成で、黒海沿岸にあるソチ近郊のアドラーという街に向かう家族連れも乗っていました。

もう一本の列車が、黒海から戻ってくるところでした。十七両編成の列車は休暇から帰る家族連れで一杯でした。旅先でくつろいだ時間を楽しんできた乗客たちは、食べもの、太陽の日差し、スポーツ、友人との交流など、ビーチでの思い出を胸に列車に揺られていました。線路に沿ってゆったりと揺れる列車はリズムを刻み、故郷へ向かう乗客を運びながら、車中には歓談や思い出話が飛び交っていました。

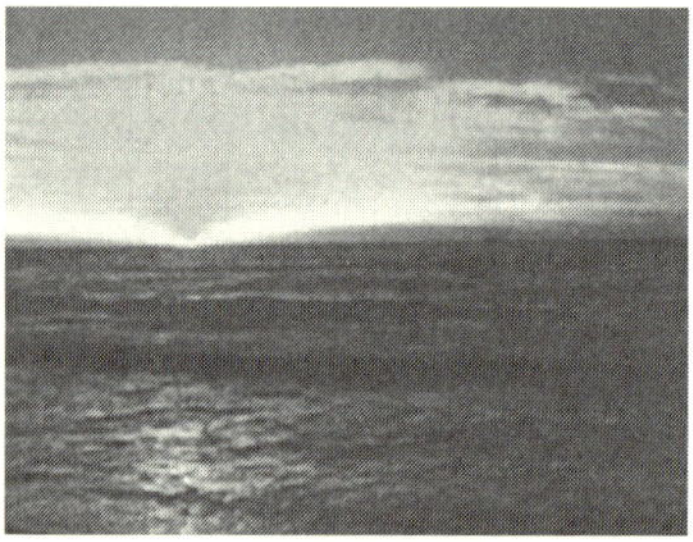

ある夏の黒海

列車は予定時刻を遅れて走っていました。駅を遅れて出発したためであり、二本の列車は、モスクワの南東一二〇〇キロのところにある森を走行中にすれ違うことになっていました。両列車はバシキール地方のウラル山脈に位置する、アーシャという町近くの絵のように美しい渓谷に向かって突き進んでいました。両列車の乗客のほとんどは夜になって落ち着き、くつろいだ満足感の中で車中の眠りについていました。

刺激臭に気づいたとき、ソ連軍将校は窓際に立っていました。後に彼は次のように報告しています。「私は何かがおかしいと感じたのですが、何をする間もなく閃光が走り、それから雷のような大爆音となりました」。

数日が経ち、この大惨事の原因が明らかになりました。

＊第3章　一九八九年六月四日

災難はいつも思いがけないものです。最初に鉄道惨事の一報を耳にしたのは、仕事に出ようとしていた一九八九年六月四日の朝でした。ミハイル・ゴルバチョフ大統領が何百人をも巻き込む、途方もない規模の鉄道事故の知らせを発表しました。詳しいことはわかりませんでしたが、大統領はこの惨事に巻き込まれた人命の数に、深く憂慮していました。事故が起きたのは、バシキールの現地時間で午前一時一〇分頃のことでした。続いてゴルバチョフ大統領は、政府がその日予定していた新ソ連政府と議会の発足を延期すると表明しました。新生人民代議員大会発足の祝賀式典は無期延期されることになるでしょう。大統領は国民があらゆることをいったん中止し、この恐ろしい出来事に巻き込まれて死亡した何百人もの人々や死に行く人たちのために、喪に服し祈るようにと訴えました。

ソ連全土の報道機関がこの惨事を報じました。ボリス・エリツィンはモスクワの集会に参加していた何千人もの人たちとともに、個人的にこのニュースを知りました。政府に反対する人たちは、この信じ難く痛ましい出来事にこうべをたれました。この事件の支援と分析を組織するための政府委員会が、副首相ゲンナジー・ヴェデルニコフの下に結成されました。更に詳細が判明すると、政府は直ちに事実を包み隠さず報道しました。

政府指導者たちの、そのような正真正銘人間味ある対応を目の当たりにすると、胸を打たれました。ロシアのすべての国民が、涙を流すことしかできない深い嘆きと悲しみにくれていました。そこには完全で無条件の愛が感じられました。世界中からもたくさんの愛と同情がロシアの人々のもとに直ちに注がれ始めました。

この恐ろしい事故の知らせを聞いた途端に、私はすぐにも現場へ行かなければと直感しました。多くの人たちが、体はもとより心や感情への支援を必要としているでしょうから。

心理学は私が並々ならぬ情熱を注いで学んできたものであり、モスクワにあるロシア国立大学応用心理学部の学部長としての経験は、心と感情の問題を取り扱うための確かな基盤を与えてくれました。事故に巻き込まれた何百人もの子どもたちが、バシキール共和国の首都ウファーに近い市の中心部に移送されたという情報が広がり始めると、私は大学に電話し、翌日出発してウファーへ行き、支援を申し出る旨を伝えました。

　私はウファー国立教育大学で教えるために、度々ウファーまで出張したことがありました。事故のニュースは瞬く間にこの街全体に広まったことでしょう。大学には学生がいて、その多くが私のクラスや講義に出席したでしょうし、病院へ手助けに来てくれる学生もいることでしょう。

　その日一日、翌朝できるだけ早い便で出発するために、私は身支度と仕事の準備を整えていました。他の世間の人々と同様、ニュースに耳を澄ませながら、こんな恐ろしい事故の原因は何だったのかと、知りたく思っていました。

　後に判明したことですが、六月四日は途方もない悲劇の一日でした。同日に起きた数多くの大惨事により、通信社にはその重大な局面を伝えるニュースが殺到し、世界中が混乱と悲嘆に明け暮れていたのです。

　ロシアでは、列車の惨事と情勢悪化の一途を辿るウズベク共和国内紛のニュースが、交互に流されました。ウズベキスタンでは、品質の悪い苺をめぐる言い争いから民族紛争となり、数週間にわたって社会不安が高まっていました。六月四日には六千人の兵士が地域一帯に送り込まれ、止むことのない暴力と暴動で緊迫した幾多の都市の、夜間外出禁止令の警戒に当たっていました。死者と被害者の数が激増するにつれ、この地域が急速に危険になっているのは明らかでした。

列車惨事の報道も続いており、数百人の乗客が火災で死亡したこと、そして世界で最も痛ましい列車事故の一つとして、記録を更新していくことになるだろうと伝えていました。

少ない情報にちりばめられるようにして、国外からのニュースも報じられました。テヘランからのニュース映像には、何百万の人々が六月四日三二度の暑さの中に集い、国家指導者アヤトラ（ホメイニ師）の死を嘆き悲しんでいる模様が映し出されていました。このように多数の人々が追悼のために集合する一方で、会葬者八人が押しつぶされて死亡し、数百人が負傷しました。

この同じ日、アメリカ合衆国の人々は、九名の民間人がイランで数週間人質にとられて不安を覚えていました。合計十五名になる人質が、間近に迫った政治交渉の結果を待ち受けていたのです。今や、心臓発作によるアヤトラの死という局面を迎え、解放に向けての交渉は複雑な状況下で悪化し、無期限に中断されることになりました。イラン国民は喪に服し、新たな国家指導者が指名されねばならないでしょう。アメリカ人人質は命運を引き続き待ち受けねばなりません。

短い速報が、スリランカのケガレで起きた危険な豪雨のことを報じていました。風と暗雲による豪雨の記録的降雨量は二〇〇ミリを超えました。水はけの悪い土壌であったため、この六月四日の嵐で、猛烈な洪水と地滑りが生じ、死者二五〇名、負傷者千名を越え、十万人が家を失うことになりました。

列車の乗客たちの悲痛な状況を伝える映像と報道は途切れることがなく、ロシア国民の心を捉え、各放送のチャンネルを占めていました。当局の調査が続く中、この惨事の考えうる原因が、あれこれと噂に上り始めました。

再び事故のニュースが中断され、北京の天安門広場で学生たちに向けて軍の戦車が発砲したと報じました。学生たちはこの広場に二週間前から集結して、改革を求める抗議行動を行っていました。歌い、演説し、踊りながら、将来への新しい展望を発信していたのです。共有する新しい思想の政治的表現の下に集まった学生たちは、自分らの考えを表明するためにキャンプを続けていたのです。軍は広場の外側に二週間待機し、毎日の基礎訓練や演習を行っていました。「隊列を組んで走る彼らの、重々しい掛け声が、毛沢東廟の人民大会堂の壁に轟いていた」と後にデンバー・ポストは報道しました。

列車事故とほぼ時を同じくして、何の前触れもなく、学生の集う天安門広場めがけて軍が突入しました。歩兵や装甲車が若者男女数百人を、血まみれの大鎌で刈り取るように虐殺したのです。若者たちの声は沈黙しましたが、母親、父親、兄弟、姉妹、友人、教師、知人の人生も永久に変わりました。この同時期に起きた悲劇の衝撃は、私たちの国でも深刻に受け止められました。世界全体が正気を失ってしまったのでしょうか？

ようやく列車の新たなニュースが報道されました。事故の原因が明らかになったのです。私はその胸を打つテレビのシーンをいつまでも思い出すことでしょう。ソ連閣僚会議議長ニコライ・ルイシコフが事故現場でなす術もなく立ちつくし、深い哀悼の涙を流しているのです。この強靭な男が親身になって泣いている姿は、その後何週間も私の励みとなりました。

＊

二本の列車が別々の線路上を、峡谷の両端から入ってきたとき、車輪の摩擦で火花が散りそばにあった八〇センチのパイプからもれていた液化天然ガスに引火したのです。

ニジネヴァルトフスクにある油田から、ウファーの精製所へと液化石油ガスを運ぶパイプラインが破裂しました。もれた燃料はプロパン、ブタン、ベンゼンの混合で、その一部が蒸発して空気に触れると、すぐに燃え上がるという公式をつくり出していました。運転士らは圧力低下の原因を調べずにポンプを上げたため、二本の列車が近づく三時間前から峡谷に充満していた濃いメタンガスは、さらに膨大な量に増えてしまいました。その結果引き起こされた液化

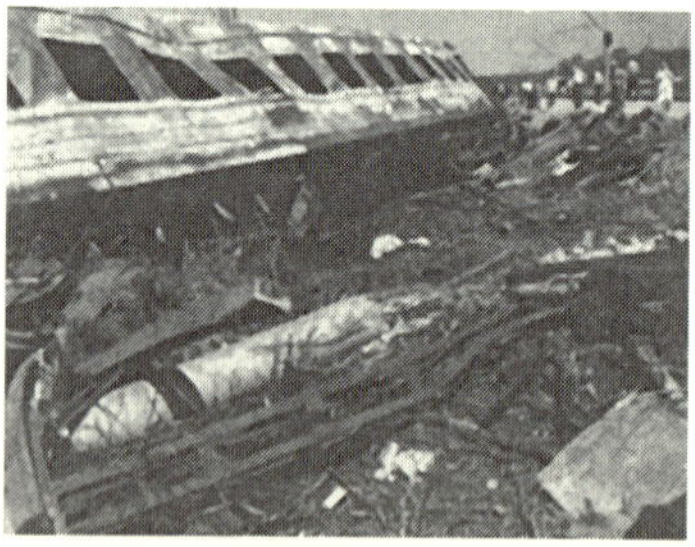

列車事故の写真

ガスの爆発で、シベリア鉄道の一部が破壊され、何百人もの乗客、乗務員が亡くなりました。車両の多くは押しつぶされ、黒こげになりました。ＴＮＴ（爆薬）一万トンに等しい衝撃波が十一の車両を吹き飛ばし、さらに二十六車両を十分足らずで燃やしてしまいました。そのうち七両は摂氏四〇〇～五〇〇度に上る熱風で、見分けがつかないほどに焼却され灰へと化しました。爆発によるガスの雲が、地上一五〇〇立方メートルを超えて広がりました。

ゴルバチョフ大統領はこの「大惨事」視察のため直ちに現地入りしました。半径五キ

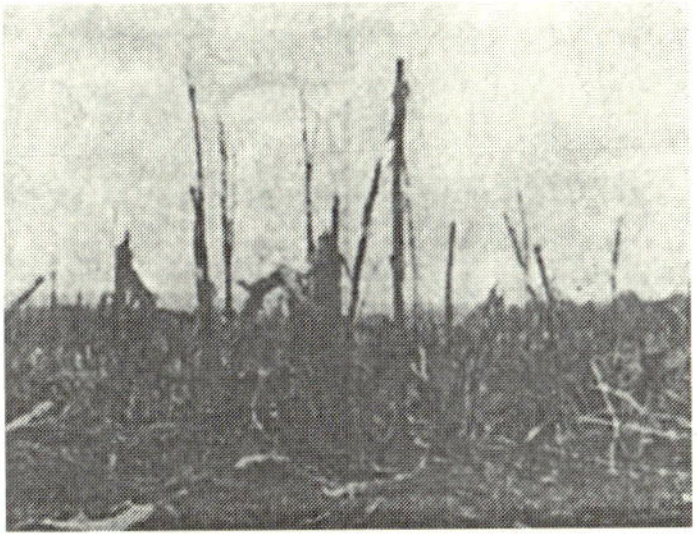
近くの森の木の残骸

ロ内で百万平方メートル以上にわたって木々が焼け焦げ地面に倒れました。一〇キロも先の住宅や村々で窓ガラスが砕け散りました。二本の列車の乗客一二八四人のうち約七八〇名が亡くなりました。多くが即死し、その他の人たちも最終的には病院で死亡しました。全部で三八三人の子どもたちが乗車していたとわかっていましたが、八歳以下の子どもには切符の必要がなかったため、当初の正式発表に幼い子どもたちは数えられていませんでした。

＊

爆発現場で、最初に生存者救出にとりかかったのは将校のアンドレイ・ドンソフでした。

一方の列車の機関士ヴィクトル・ベズヴェルチィは機関室から放り出され、爆発によって皮膚にやけどを負い手足も骨折していましたが、乗客の救助を求めて、一番近くの村まで何キロも這っていきました。彼の報告によると、爆発の前、列車は高速度で運

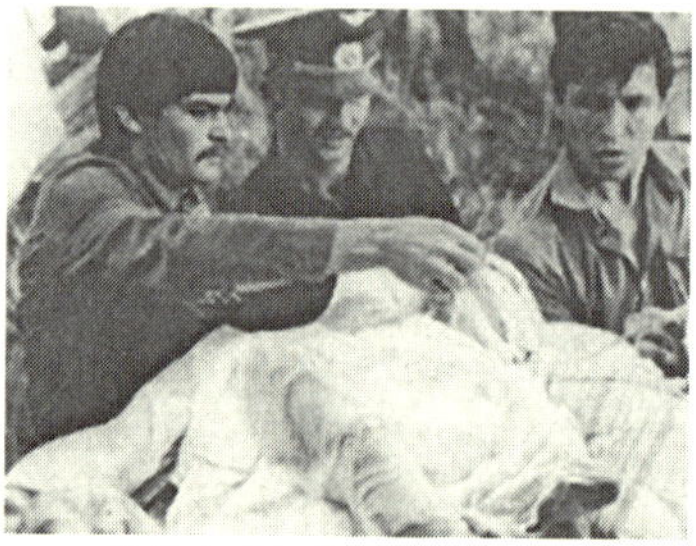

救助を手伝うボランティア

転していたのに、窓辺まで霧のようにたちこめたガスが臭ったということでした。

二番目の列車の運転士セルゲイ・ストリャロフは、同僚のマラト・ガネエフと直ちに救助体制を組み、燃え盛る列車から三百人以上を救出しました。

近隣の村人は後に次のように書いています。「空気そのものが燃え出したので、火災を見ているうちに、村人は炎を吸い込んでしまった。多くの村人が視力を失った。気道の火傷のせいで死んだ人もいた。私らは爆心地から二キロは離れていたのに、爆発で文字通り耳をつんざかれたのだから、不幸にもこの列車に乗り合わせた乗客たちは、どれほど大変だっただろう」。

チェリャビンスク空港で、救急車のストレッチャーに横たわっていた男の子は、余りにひどい怪我をしていたので、ニュースレポーターは視聴者に一言「生きています」としか言えませんでした。

第4章　ウファーでチームに合流

　翌六月五日のこと、新聞に掲載された一枚の写真に目が留まりました。長蛇に並んだ戦車の前に、中国青年が一人立ちはだかっています。彼の姿は破壊と混乱の狂気を終わらせるようにと迫っているようでした。この日、私は被災した子どもたちが苦痛と喪失に直面するのを助けるために、ウファーへ向かう途上でした。私たちもまた国家的惨劇による破壊の連鎖に待ったをかけねばなりません。

　私は行くしかないと思いました。自分ができることをして子どもたちを助けなくてはなりません。テレビやラジオから流れる話のすべては恐ろしいものでした。誰かが助けに行って被災した人たちの精神的混乱を終わらせる必要がありました。私の心は無意識のうちに子どもたちに手を差し伸べ、心理学の知識（私がモスクワで教えていた課目）が役立つものと確信していました。

　モスクワからのフライトの間、立てた方針を見直しては、この危機的な状況に対応するためのさまざまなプランを検討していました。心理学を教えるだけでなく、以前にチェルノブイリや戦後のバクー被災地で、心の回復のためのチームを編成し、トレーニングの援助をしたことがありました。私の考えの基本には、心理学で培った訓練とかつて惨事に対処したときの経験がありました。

この新しい難問に取り組むための人材、チーム、方法、手順をまとめるさまざまな方法について、繰り返し考えている自分に気がつきました。ほんの少し例に挙げても、カール・ロジャース、カール・ユング、ゲシュタルト心理療法、心理分析、芸術療法など、私はそれらの概念や方法に熟知していたので、これだけの心理学のツールがあれば、必要とするものはすべて揃っているだろうと思っていました。

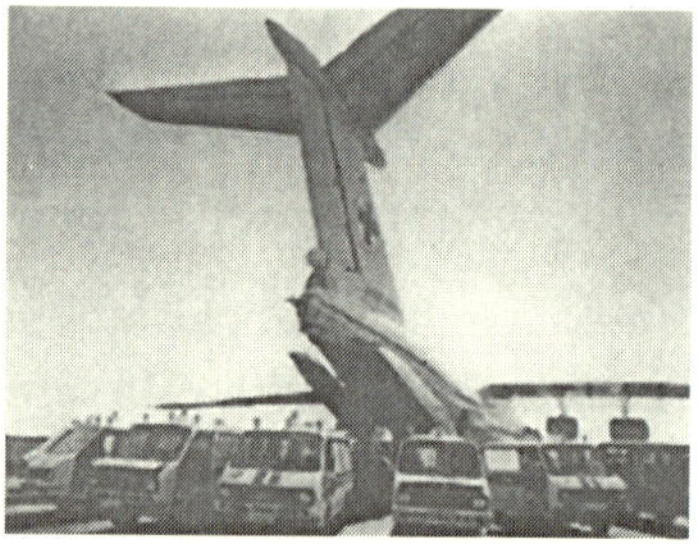
供給品を搭載した飛行機

過去の経験と知識が必要な助けをしてくれるだろうという自信の下に、この惨劇に真っ向から取り組む用意ができていました。一番重要だったのは、子どもたちが心の健康を取り戻す旅に出発するとき、私もただその場に居合わせたいと願う純粋な気持ちで現地に向かっているということでした。

私は五歳の息子デニスの荷造りもしました。手伝いにかけつけてくれる私の両親とともにウファーで過ごすことになっていたのです。誰一人として、これが一日十六時間労働の、ほぼ四カ月も続くことになる日々の始まりであったとは知る由もありませんでした。

バシコルトスタンの首都ウファーは、ウラル山脈の西部にある、人口およそ百万の工業都市です。十六世紀、イワン雷帝により遊牧民を撃退する砦として築かれました。一九四〇年代には、石油精製や石油化学製品、加工食品、合成ゴム、電気機器や採掘装置などの産業で栄えるようになりました。

一九八〇年代初頭、ウファーに何年か住んでいたことがあります。市には優秀な大学がそろい、医学、航空学、採鉱学、一般教養課程の教育を行っていました。ここで私は医学進学課程、心理学、外国語の勉強を始めたのです。

ウファーに到着した日、空港は多くの人たちであふれかえっていました。全便がこの地域にやって来るボランティアの予約で占められ、旅行や出張のための便はキャンセルされました。辺りはぞっとするような、現実離れした光景でした。多数のヘリコプター

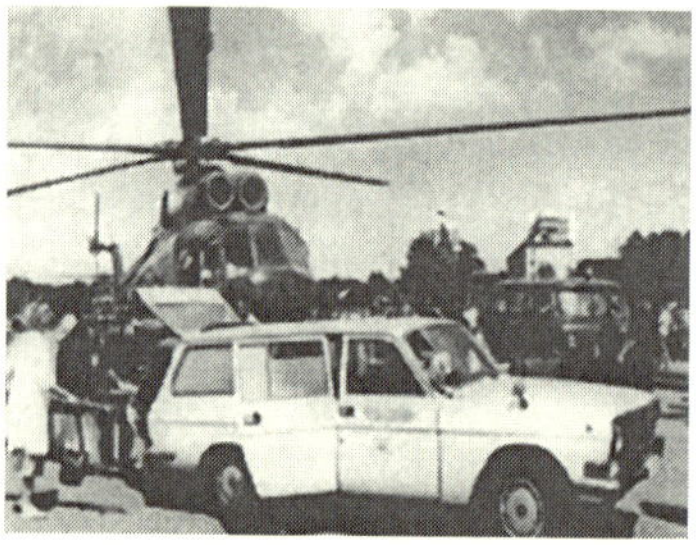
搬送を準備している医療関係者

が空を埋め尽くし、丸三日間、群がるハエのように旋回し続けることになりました。

患者や医療関係者を搬送するトラック、車、ヘリコプターが絶え間なく行き交い、放心状態にあった事故の生存者の中には、核戦争が始まったのだと考えた人たちもいました。上空の異様な騒々しさは、このような感じをさらに強化するばかりでした。

被害を受けた子どもたちの大半は集中治療のために、中央小児病棟に運び込まれていました。責任者は子どもたちを四つの階に分けて収容していました。私は病棟に入り、心理学の博士号を持っており、精神的トラウマにある人たちを助けた経験について話しました。率直に、力をこめて援助を申し出たのです。これほど大勢の子どもや両親をショック状態から立ち直らせる方法を知らなかった事務局の人たちは、私との出会いを非常に喜んでくれました。

事務局は直ちに、私を子どもたちと両親の精神的支援体制を整える仕事に割り当てました。当初、私たちのチームには心理学者が十二人いましたが、朝病院へ行くと、同僚が辞めていたということもありました。専門スタッフの数は減少し続け、子どもたちへの支援プロジェクトが終わるころには、わずか三名の心理学者だけが、こうした環境の下で働くという、精神的過酷さに持ちこたえられたのです。

＊第5章　数千の人々が救助に来た

援助の手はいたるところから差し伸べられました。後にまとめられた統計資料には、列車大惨事の後に、愛と共感で行動した何千人もの人たちの活動が記録されています。

事故発生の数時間内——

❖列車の事故直後に、峡谷へ援助に行くことが大変な困難であったにもかかわらず、生存者九三八名全員が近隣の病院へ搬送されました。

❖内務省からおよそ八百名の人々が兵士五百名とともに救援に来ました。また三八二七名の人員と五四五台の車両が民間防衛局から到着しました。

❖地元の人々が何百人も献血し、時間を捧げ、助けとなるものなら何でも無償で提供しました。初めのわずか数時間で、四二五リットルの献血が集められました。

❖イギリスのマーガレット・サッチャー首相は、火傷した被災者のために、皮膚移植の

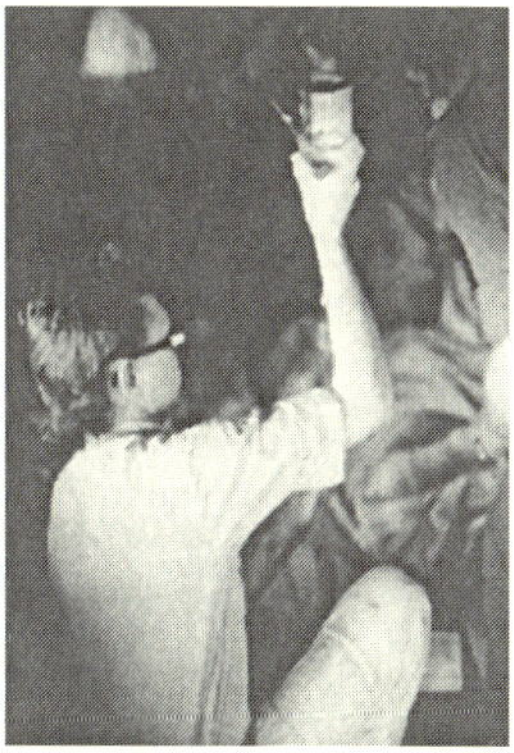
輸血を手伝うボランティア

治療を助ける特殊なウォーターベッドを送りました。

❖三十六のレストランが支援者たちのために食事を提供しました。それに加えて四九〇三名の個人と二六九台のトラックが、さらに多くの食料を持ち込みました。

❖搬送用に車両五五〇台とバス一六四五台が運び込まれました。

❖鉄道線路千本が再建のために搬入され、三五〇メートルにおよんで破壊された鉄道の復旧工事が始まりました。

❖壊れた三千メートルの電線、一七〇〇メートルの電話・その他の通信回線の復旧工事が始まりました。

非常に組織立った救援活動が直ちに始まり、当初は消防士、兵士、医療関係者のスキルが求められました。ロシア中からさまざまなチームが集合し、支援医療従事者がアメリカ、イギリス、アイルランド、オーストラリア、ドイツ、イスラエルからやって来ま

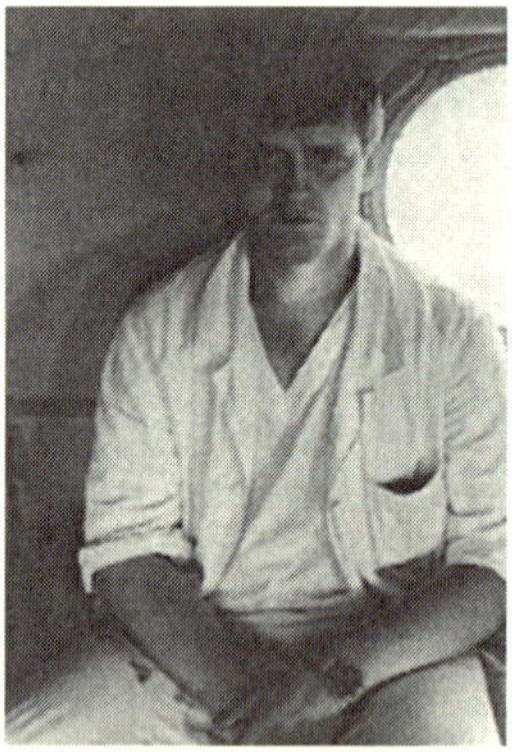
事故現場に戻る医療関係者

した。
事故現場には、百名の医師と医療関係者のチームがテント式の病院を設置し、直ちに救命救急処置にあたりました。このサービスのおかげで、何百人もの症状が安定し、後に近くの病院に移送できたのです。その中には一九六人の子どもたちがいました。火傷の深刻さによって、モスクワ、サンクトペテルブルグ、ウファー、その他の都市に運ばれる患者もいました。
医師、医学生、医療関係者、心理学者、数えきれない善意の地元の人々が、子どもや大人の命を救おうと昼夜を問わず働き、そのかたわらでは、食料や薬が二十四時間休みなく続々と届きました。
ボランティアの実数は予測がつきません。初めの二日間で、軍隊から一六〇〇名と民間からほぼ同数の人たちが救援にかけつけました。ウファー市のヘリコプター十五台が二七六回飛び交い、九三六名の被害者を空輸し、四一九名の医師たちを事故現場や病院へ運びました。全体で優に七千名を越す人々が救いの手を差し伸べにやって来たのです。

設置された無料の電話サービスは、都市間をまたぐ七千通話以上を処理し、電報七百通が送信されました。列車に乗っていた人たちの遺族が何百人も現場に駆けつけ、肉親を探しました。しかしその多くが何の情報も得ることができませんでした。乗客二二〇名の残骸は完全に灰と化し、二度と見つかることがありませんでした。

第6章　前例のない状況

小児病棟に足を踏み入れたときに私が見たものに対して、どんな準備も適わなかったでしょう。お伝えしたように、初めて廊下を歩いて行きながら、見たものは地獄でした。ダンテの「神曲」の地獄の中へと歩いて行ったようなものです。誰も彼もが狂気さながらのようでした。二歳から十九歳の子どもたちが痛みと息苦しさのために、金切り声を上げたり、泣いたり、ヒステリックに叫んだり、気がふれたように走り回ったりしていました。中には余りのショックに座り込み、恐ろしいほどに沈黙している子どもたちもいました。手足の無い子、指の無い子、鼻や唇の無い子も何人もいました。強烈な熱気で呼吸器に損傷を受けた子どもたちも少なくありませんでした。子どもたち全員が重度の骨折と、四〇～八五パーセントの全身火傷を負うという身体的外傷に耐えていました。

子どもたちは救急医療支援と同時に、緊急の精神的援助を必要としていました。このような被害者のほとんどが、生き残っていくためには、ショックと無気力から回復しなくてはなりません。心的身体的外傷のひどさに、多くの子どもたちは生きる気力を失っていました。最初の数日間で、六人に一人の子どもたちが私たちの腕の中で死んで行きました。

初めて到着した日、病院の三方の壁は死亡した子どもたちの名前で覆われ、日ごとに名前のリストが増えていきました。この壁の前を通るとき、私の目は涙であふれました。四日目か五日目になると、重態や危篤の子どもたちの情報で、壁はあっという間に埋め尽くされました。病院のこの区域を通り過ぎるときは絶望の散歩となり、死と瀕死の情報だけが壁に張られていることが嫌でたまりませんでした。

生きる力を失った子どもたちとどう関ったらよいのか私にはまるでわかりませんでした。他者を助けたい一心でやって来たのに、病院の中に入ってみると、今まで学んできたすべてがことごとくひっくり返されたのです。これほど大勢の子どもたちが心も体もズタズタになっているのに、受けてきた訓練では助ける手段を何も提供してくれませんでした。これまでの私の知識は認知技能に基づくものでしたが、この子どもたちは脳の言語分野にアクセスすることができなかったのです。彼らは脳幹の逃避・麻痺反応（第

16章参照）に囚われて身動きできずにいたのです。

この子どもたちの心の世界に触れる術を、自分が持っていないということに呆然としました。これほど多くの子どもたちが昏睡し、ショック状態で、深刻な恐怖症を示しているのを見て、自分が無力になるのを感じました。今まで学んできた手法のどれ一つも、この子どもたちを回復の初期へとすら導く助けにならないということに気づき愕然としました。

広範囲にわたる学業訓練や専門分野での経験はありましたが、私の持っていた知識は主にショック状態から立ち直った人たちを対象としたものでした。言葉に頼る専門的なアプローチに対して、この目の前にいる大勢の子どもたちは話すことさえできないのです。どうしたらこれほど多くの子どもたちとつながることができるのでしょう？

切羽詰まって本能の命じるまま、私は小さなオレンジ色の本を手に取り開きました。ポール・E・デニソン博士とゲイル・E・デニソン著*Brain Gym®: Simple Activities for Whole-Brain Learning*（ブレインジム：全脳を使った学びへの簡単な動き）という本でした。

❋第7章　小さなオレンジ色の本を頼りにして

一九八八年、モスクワのロシア教育学会心理学研究所の科学部長イレーナ・ダブロイナ博士は、ブレインジムの成功例を発表してもらうために、神経生物学者カーラ・ハナフォード博士を招きました。科学的で力強いモスクワでのプレゼンテーションを終えると、ハナフォード博士はロシアの仲間の参考になるようにと、親切にも何冊かのブレインジムの本を置いていってくれたのです。

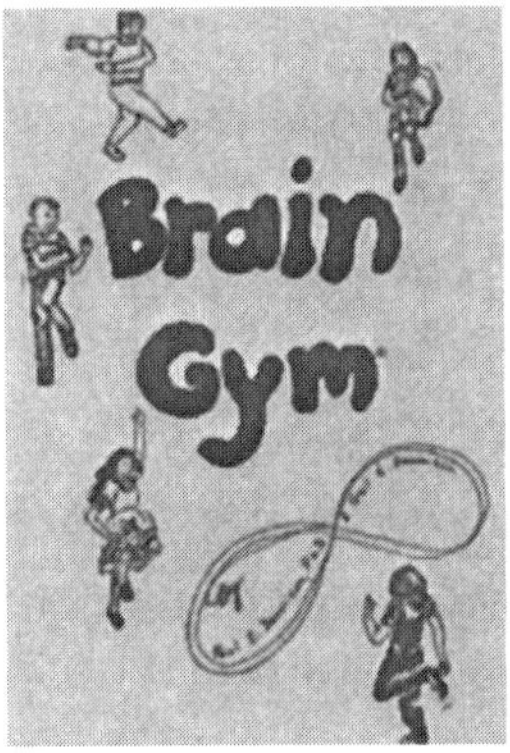

カーラ・ハナフォードの調査によると、デニソンの動きを使って、実際にすばらしい成果が出たということでしたが、こんなシンプルなものが、それほど大きな影響力を持つと考えるのは理に適わないように思えました。シンプルなものの効果とパワーをよく理解していなかったために、もらった本のほとんどは、あま

り使用されることもなく研究室に置かれたままでした。

ウファーの病院に行くためにモスクワを離れる前、私が所属する心理学研究プログラムの部長ナターリャ・トルストィッチ博士は、あのオレンジの小本を持って行くように勧めてくれました。ハナフォード博士がその本の動きを使って、注目すべき成功例を報じていたからでした。こうしたいきさつから、この本が私の手元に渡り、出発間際にスーツケースに放り込まれたというわけです。巡り巡ってその本に新たな尊敬の念を抱いた私が研究室に戻り、ブレインジムのプログラムを導入して科学的調査を行いたいと申し出たとき、トルストィッチ博士は全面的に支持してくれました。

＊

ウファーの子どもたちとつながる方法を探して、私はこのブレインジムの本のイラストにさっと目を通しました。子どもたちの損傷は深刻だったので、感情的苦痛のパターンとそれに呼応する生理的パターンを手放して現実に戻ってくることは、極めて困難であるとわかっていました。そこで私は異なる三つのエクササイズから始めることにしました。レイジー・エイト、クロス・クロール、そしてフック・アップです。

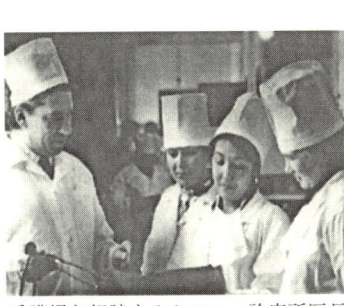

看護婦と相談するウファー診療所医長
エルモラック医師

私が近づいて行ったのは、立ちつくしたまま、同じ文句を、来る日も来る日も何時間もわめいている一人の子どもでした。「僕たちはおじいちゃんとおばあちゃんと一緒に列車に乗っていたら、爆発が起きて、おばあちゃんの髪の毛に火がついちゃった」と、繰り返し叫んでいました。

私は子どもの半狂乱になった目を覗き込み、手を取ってレイジー・エイトの形をたどり始めました。子どもの手を握ってこのような動きを行いながら、その身を切られるような話を確かに聞いたと知らせるために、彼の言葉を繰り返しました。

「おじいちゃんとおばあちゃんと一緒に列車に乗っていたら、爆発が起きたのね」と一緒に言いながら、レイジー・エイトの形をなぞり続けました。

手と腕を二人で一緒に動かすということが、その少年の心に、驚きと好奇心を呼び覚ましたようでした。ヒステリックな考えを反復していた彼の気持ちが逸れるようになりました。私は文章の一部を一緒に言いながら、そこに別の考えを付け加えて、繰り返しの言葉から抜け出したのです。

「そうね」とレイジー・エイトを続けながら言います。「あなたはおじいちゃんとおばあちゃんと一緒に列車に乗っていたのよね。そして今は、ここ、この部屋に私といるのね」。

彼はとうとう話すのを止め、私を見つめて言いました。「うん、僕は今ここにいる」。近くに立っていた看護婦が、感謝に満ちた眼差しで私を見たのも当然でした。彼女はこの心痛む同じ言葉を繰り返し何時間も聞かされていたのですから。

次は誰にしたらよいかと振り返ると、何人かの子どもたちが「火事だ！　火事だ！」と金切り声を上げながら、病棟を駆け回っていました。十二歳の男の子が一人横になって、宙を見つめながら、「行かなくては。行かなかったら、間に合わない」とつぶやいていました。彼の心に至る入り口をどれほど見つけたいと願ったことでしょう！　そうしたら、今は安全だということを知らせてあげられるのに！

私は子どもたちに一人ずつ話しかけました。どの子どもの場合にもレイジー・エイトの動きを組み合わせながら、あるがままの彼らを尊重するように、火災を経験したという事実を受け止めたことを伝えました。動きと言葉を併用して、今は安全だという新たな現実に気づくよう誘いかけたのです。私は何度となく動きが有効な手段となって、子どもたちが今この瞬間に立ち戻り、もう危険ではないと気づくようになった光景を目の当たりにしました。

子どもたちがブレインジムの動きを見たり真似たりするにつれ、私はここに皆を支援するために来たこと、今は安全な違う場所と時間に皆がいるということを説明し続けました。かつて危険にさらされていたのは確かだけれど、「ここ」は安全だと子どもたちは感じ始めました。なぜなら「ここ」は「今」この瞬間にあるからです。

私は子どもたちと常に正直に接しました。よく人は子ども時代のトラウマを忘れることができれば、大人として「それを乗り越えるだろう」と考えます。でも私は同意しません。自然な動きという贈物に加えて、子どもたちの過去に対する現実認識を受けとめることがとても大事だと学んでいたからです。このプロセスによって、彼らは今この瞬間の新たな現実へ移るように促されました。そして一緒に試みたブレインジムの動きを通して、子どもたちは過去の追体験を独自のやり方で行ったのだと気がつきました。

私は小児病棟全体でこのプロセスを実行しました。レイジー・エイトを一緒に行うと、子どもたちの悲痛な話の繰り返しが止みました。初日はレイジー・エイトだけを用いて、子どもたちの言葉に耳を澄ましては繰り返し、それから後半の文章を変えました。こうして子どもたちが感情的苦痛から離れて、今この瞬間へ戻ってくるように招いたのです。私は次のような質問をしてみました。

❖「あなたの好きな色はなに？」
❖「私はあなたのお手伝いをするためにここにいるのよ。わかるかしら？」
❖「どんな食べ物が好き？」
❖「今あなたは安全なのよ。それは知っている？」
❖「絵を描くのは好きかしら？」
❖「朝ごはんは何を食べたの？」

レイジー・エイトを使うことによって、脳幹の生存防衛のはたらきで動けなくなっていた子どもたちを、安全に引き出せるようでした。子どもたちは活動的になり、脳の高次の領域へと入っていきました。その領域では筋道を立てられるようになり、今の現実が事故とは別の時間と空間に存在することをわかるようになるのです。

翌日はクロス・クロールを数人の男の子たちに取り入れたのですが、動作を真似できたのは一人だけでした。子どもたちの多くは火傷で全く動けなかったので、私が実演し、子どもたちには想像するか、一緒にやっているつもりになるよう勧めました。

ロシアの心理学研究者Ｖ・Ｖ・レベディンスキーとＳ・Ｙ・ルービンスタインの、子どもの発達領域における研究と、人の体験にさまざまな変化をもたらす観念運動的動きを使った両者の発見を思い出しました。そもそも「観念運動的」という造語は、この尊敬すべきロシア人研究者たちが作った言葉で、ひとつの動作を何回も見ることによって、中脳（訳注：大脳辺縁系を指す）の中心部が活性化され、それによって微細な運動計画技能をつくり出すという人間の能力に言及しています。この動作を見ることが頭の中でのリハーサルとなり、やがては実際の動作につながります。動作を真似る基本は視覚化と想像力にあって、それは子どもが歩いたり話したりするプロセスを、見て学んで実行するのと同じ順序です。時が経つにつれ、頭の中のリハーサルは現実となります。こうして当初火傷のために身体的には動きに参加できないという問題は、その恩恵を知的に体験することによって乗り越えられたのです。

ウファー診療所の主任内科医ニコライ・Ｖ・エルモラック博士は、ブレインジムを取り入れた結果に満足していました。子どもたちが現実に戻ってきて、事故への強迫観念を手放し始めたからです。このようなシンプルな動きを見たり想像したりさえできれば、一瞬の安堵感が、まだ泣きわめきショック状態の子どもたちにも訪れるのです。小児病棟での仕事に加えて、間もなく救急病棟にも呼ばれ、この動きをそこの子どもたちやスタッフが学んで使えるように支援することになりました。愛情をこめた触れ合いと、励ましの言葉をかけながら行うブレインジムは、文字通り多くの子どもたちに、生と死を分ける相違をつくり出したのです。

初めのうち子どもたちは、脳幹の防御反応で立ち往生していました。子どもたちの知性は事故の恐怖に反応して、ショック状態のまま停止するか、さらなる危険を察知して逃げ去ることに必死だったのです。私は子どもたちが強烈な記憶とショックのゆえに、警戒過敏で過剰防衛の状態に深く根をおろしていたのだと了解しました。しかも今や誰の目にも明らかだったのは、ブレインジムの動きが安全に対する新しい見方をつくり出していたということです。私はこの動きを一緒にやりながら、一人ひとりの子どもたちにはっきりと、勝者になって、内なる勇気を見つけ、あらゆる困難を越えて勝利することについて語りかけました。

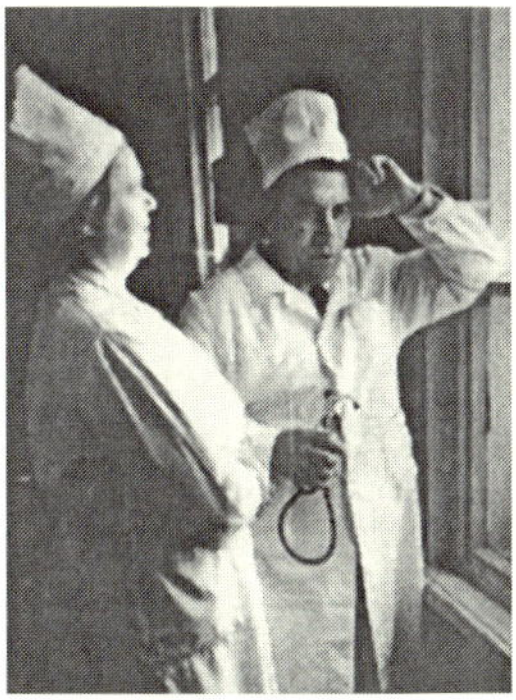

看護師と相談する
エルモラック医師

次はフック・アップを導入しました。このブレインジムを子どもたちが見たり行ったりすると、リラックスし始めることが明らかになりました。とりわけ舌を口蓋につけるというフック・アップの動作は、子どもたちが痛みをやり過ごす助けとなったのです。これは一つの重要なデータとなりました。というのも子どもたちのひどい痛みを緩和するために、多量の投薬が必要で、医師たちは起こりうる副作用を心配していたのです。子どもたちがブレインジムを行うと、少ない投薬治療で済むことがわかり、医療スタッフはホッとしました。

医師たちはその動きを「ミラクル・エイト」とか「ミラクル・クロス・クロール」と呼び始めました。最初の三週間が経つころ、全医学生と看護師、子どもの介護を専任された一人か二人の常勤職員にブレインジムを教えてほしいと頼まれました。ひとたびさまざまなブレインジムの動きをスタッフ全員に教えると、私は皆にこの動きを子どもたちのベッドに近づく度に実演して見せてくれるように頼みました。もし子どもが動けるなら、この発達の動きをまねして行うでしょう。子どもが動けない場合でも、お手本を見ながら、自分も動いているとイメージさせるだけで恩恵があることがわかっていました。

病院の医療統計値が後に示したところによれば、ブレインジムのプログラムを実施した病棟では、三週間以内で死亡率が下がりました。さらにこの動きを取り入れなかった病棟に比べると、回復の度合いが数段速かったことも記録されていました。

第8章　「ニコライ、あなたは勝者よ！」

ショックが致命傷になることもあるので、ある子どもたちは一刻も早く動けない状態から解放することが重要でした。ショック状態にある子どもたちも、ブレインジムを行うと二〜四日で立ち直ったのに、行わなかった子どもはいつまでもショック状態のままであったことがわかりました。

ある十二歳の少年をニコライと呼びましょう。彼はいつも顔や体を隠していました。恐怖で身動きがとれず、何日もベッドに横たわったまま壁をにらんでいました。一人になりたい要求がとても強くて、どのセラピストが問いかけても返事をしませんでした。ニコライに話しかけました。「私の方を見たくなければ、それでいいの。私がここにいるのはあなたを支えるためなの。あなたのことを大切に思っているという気持ちを知って欲しいわ。私は心をあなたに開いていますよ」。

彼は泣き出して、「死んだ方がよかったんだ」と言いました。

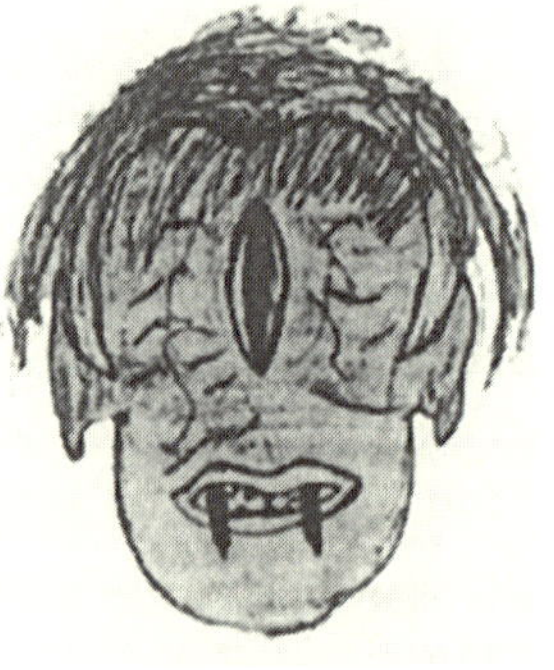

ニコライの自画像

レイジー・エイトとクロス・クロールのおかげで、ニコライはとうとう意思疎通ができるようになりました。このような動きは気持ちにとても安心感をもたらすようでした。しばらくして私はニコライになんとか絵を描かせることができました。彼が描いた顔の絵は、幾筋もの線で覆われており、眼はひとつ、鼻はなし、大きな耳、口には牙がありました。彼はそれを私に渡して、自分を描いた絵だと言いました。病院のすべての鏡は取り外されていて、ニコライや他の子どもたちは自分の姿を見ることができませんでした。ニコライは実際に全身の傷に耐え、顔にもひどい損傷を負っていました。この絵は彼の自画像で、牙は怒りのシンボル、絵の題名は「一つ目の悪魔」だと説明してくれました。

しかしニコライの落ち込みは怪我のせいばかりでなく、両親にも原因のあったことが後で判明しました。両親はニコライに会いに来て、息子が世間に戻ったときのことを考えて震え上がったのです。私はすぐさま両親に対しても支援を始めました。列車に乗せた時は健康な子どもだったのに、今や同じその子どもが、衝撃的な身体状態で苦しんでいたのですから。当然のことながら、両親に対しても相当の精神的援助と支援が必要だったのです。

ニコライには日課として芸術療法を取り入れ、ブレインジムはダブル・ドゥードゥルを用いました。それはすぐに彼のお気に入りとなりました。作業をしているときに、若いのだから皮膚は治るだろうと伝えました。他人がどう思おうと問題ではなく、大切なのは自分のことをどう思うかそれだけだ、と私たちは話し合いました。「あなたはとても強いことを知らなければいけないわ」と私は言いました。「とてつもない困難を乗り越えて生き延びてきたのよ。本当に、これまで三回も、勝者だという事実を私に証明してくれた」。

私はこの考えをニコライにおよそ次のような言葉で説明しました。

一度目：惑星地球にやって来て遊ぶために、人は一つのひらめきに「乗せて」もらわなければならないの。ところで実際には何億何兆というさまざまなひらめきがあって、そのたった一つのひらめきに目を留めるためには、たくさんの知恵と勇気とスピードが必要。ただひとつの特別なひらめきがあなたの名前を持った少年になることができるの。あなたはあらゆる困難をものともせず、その一つのひらめきと結びついた。勝利したのよ！　そんなことができるのは勝者だけ。

二度目：史上最大のマラソン競技が開催されて、何百万人の「選手」が一番でゴールするために走っていた。たった一人が強敵をしのいで優勝し、名前が発表されるの。誰が勝ったか見てご覧なさい。あなたが勝った！　優勝したのよ。あなたがお母さんのお腹に入ったの。

三度目：それからあなたは再びお産と呼ばれるプロセスで勇敢に立ち向かい、自分の道を見つけて勝者であることを証明した。どれほど邪魔が入ろうとも、一つ一つ乗り越えてこの世に生まれてきた。あなたは三回勝利したのよ。そして今、意気揚々とここに座っている。もう一度命がけの戦いに勝ってまだここにいる。幾度も幾度も勝ってきた！　世の中に受け入れてもらえないことを心配しているかもしれないけれど、あなたは勝者なのだから、どんな状況に出合っても、理解と思いやりをもつにはどうしたらよいかを、両親や世の中の人たちに教えるために来たのだと思う。私が知っているのはあなたが勝者だということ。そして勝者は他の人たちにもそうなる方法を教えていかなくてはならないの。

生来の知恵と勇気を思い出すこのような誘いかけとブレインジムの動きによって、この少年はショックとうつの状態を抜け出し、新しい未来を創造する勇気を見出し始めました。

第9章　苦痛や恐怖感を和らげる

動きと「今、ここ」にいる能力が急速に改善したことにより、すぐに病棟内のもっと多くの子どもたちが絵を描き始めました。気持ちを伝えたいという願望が高まるにつれ、紙、絵の具、クレヨンの他、紙面に自由に感情を表現できるものなら何でも欲しがりました。最初に描いた絵は、体験していた恐れや絶望の深さを映し出す、画面一杯の闇と苦痛でした。子どもたちが一番よく描いたのは、髪の毛が燃えながら走っている人々でした。七日〜十日経つと、心身のショックから抜け出すようになり、子どもたちの絵も変わってきました。

初めの二週間、子どもたちが描く絵のほとんどは火事、爆発、列車事故とつながるものでした。カーフ・ポンプの動きは特に役立ち、恐怖に反応して硬くなる腱防御反射を緩めるのを助けました。この動作はランナーが行う準備運動に似ています。初めほとんどの子どもがカーフ・ポンプをベッドの上で寝ながら行うために、動きの修正をしなけ

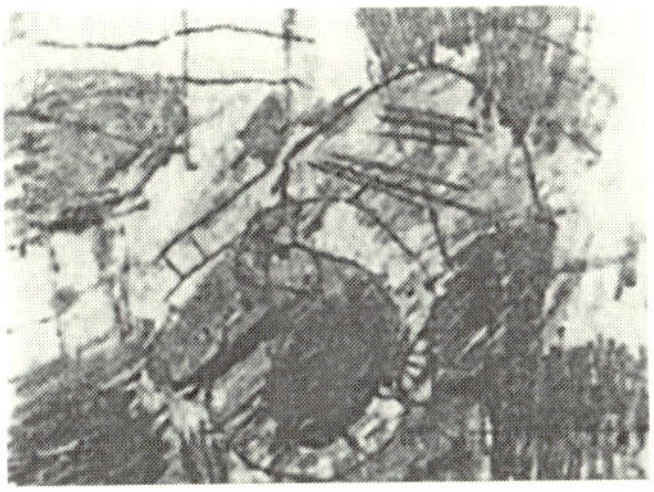
クリスの抽象的なスケッチ

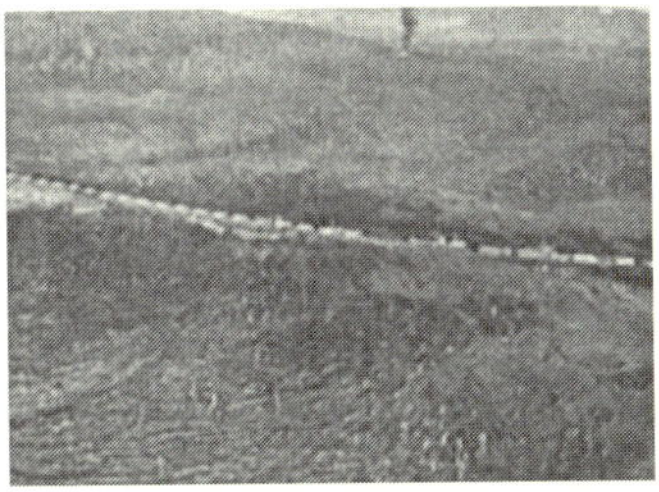
事故現場の空撮

ればなりませんでした。ふくらはぎの筋肉を伸ばすと、闘争・逃走反射を緩める助けになるので、この動きは不安感を手放すのに役立ちました。後にベッドを離れることができるようになると、子どもたちは立ってこの動きを熱心に続けました。ダブル・ドゥードゥルやその他の左右同時の動きを用いると、すぐに警戒心を解いて意図的になり、ついには楽しんで動くことができるようになりました。段階を一歩一歩たどりつつも、その驚くべき進歩の速さに私は目を見張りました。

回復の初期の段階で、仮にクリスと呼ぶ幼い少年が、一枚の抽象的な絵を描きました。鉄道事故の現場をまるで上空から眺めたかのように描き、爆心地と破壊された線路を表しました。

この少年は病院まで、（描いた光景を見る機会が与えられたかもしれない）ヘリコプターではなく車で搬送されましたた。パイロットは後に、少年の絵が上空からの眺めを見事に再現しているとコメントしました。

クリスの二枚目の絵は、もっと彼自身の身体的な体験を表しているようでした。それは燃える馬が火の中を走っている絵でした。クリスは死傷した人々ばかりでなく、「死んだ何千もの動物たち」のことを思うと悲しいと言いました。この思いがクリスを苦しめていたので、私はブレインジムの動きを使って、こうしたイメージを手放せるように助けました。

子どもたちの絵の多くは、彼ら自身が体験したのと同じ身体的外傷を映し出していました。例えば身体の広い部分に火傷を負った少女は、目を大きく見開いた焦げ茶色の動物を描きました。これは火だるまの熊の絵だと言いました。熊たちは怖がっていて、煙や夜の闇ではなくて昼間の光を見たいと思っていました。この熊たちが「森の病院」に行くと、他の動物たちが助けようとしたのだけれど、熊たちはまだ火を怖がっていた、と初めのうち女の子は言い張りました。

当然子どもたちは火に対する恐怖症を持っていました。働く人が煙草に火をつけるのを見ただけで、簡単にこの恐怖症が引き起こされ、何人かの子どもたちが悲鳴をあげて

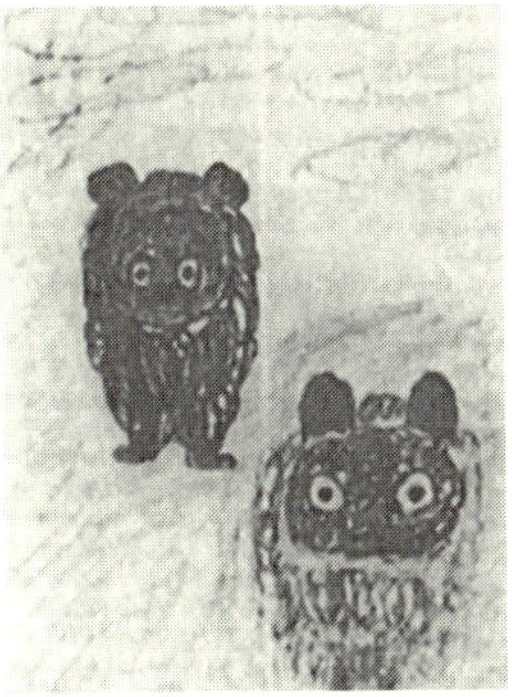
子どもの絵：火の玉のクマ

逃げ出すことになります。私は子どもたちに座って、あるいは立って、フック・アップの姿勢をとらせ、そうでなければこのシンプルなブレインジムをしていると想像をさせました。フック・アップを行うと、恐怖症から解放されるようになりました。

やがて子どもたちの描く火は、絵の中でだんだんに小さくなりました。そして火に対する新しい見方を話し合いながら、レイジー・エイト、クロス・クロール、フック・アップ、あるいはカーフ・ポンプをして体を動かしました。新しい視点で火を見れば、安全だと子どもたちが感じるようになったとき、火の有意義な使い方を絵に描きました。フック・アップのようなブレインジムをしながら、火を囲んで友達と座り、勝者の歌を歌っている様子をイメージするのです。最後には皆でクロス・クロールをします。生きることへの子どもたちの意欲が、芸術、ブレインジムの動き、心理療法によって引き出されていきました。

爆発が起きたのは夜だったので、子どもたちに共通した別の恐怖は死と暗闇に対するものでした。また多くの子どもたちが、どんな種類の列車や交通機関にもおびえていました。

私は子どもたちの全感覚に対する治療を行いました。子どもたちは見る、触れる、味わう、嗅ぐ、聞くことが安全だと学び直さねばなりませんでした。嗅覚が皮膚や骨や金属の焼け焦げた匂いにとりつかれていたので、かすかな匂いにもしばしばむかつきました。子どもたちに必要だったのは、心地よい関係の中で感覚経路を再教育することでした。この観念と感覚へのはたらきかけは、味と香りを比較する体験を通して行いました。チョコレート、レモン、アイスクリーム、塩、香辛料の違いを探りました。なぜなら子どもたちが初めは何を口にしても美味しいと感じなかったからです。甘い香りと香辛料の香り、甘い香りとツンとくる刺激のある香りの違いを思い出す遊びの前には、ブレインジムをして安心感をつくり出しました。

私たちの治療はあらゆる恐怖とともに続きました。火、燃えている人たち、死んだ人たち、列車、火傷のセラピー、さまざまな処置への恐れです。私はあらためて日々の回復の速いペースに驚嘆し、どの心理療法セッションにもこのブレインジムを取り入れようと決めました。後になってから、ブレインジムの動きと自然な発達の反射を相互に関連づけられるようになって、なぜそれほどの効果を得ることができたのか理解できました。

私は科学者として、この動きがもたらした現象を、徹底的に研究しようと心に誓いました。これほど早く過去の悲劇から現実へと、子どもたちを連れ戻せる手段を他に知らなかったからです。後になってロシアの大学や科学者たちに、ブレインジムがこれほど有効な理由を研究してもらう結果になりましたが、そればかりでなく、自分自身が人生の悲劇と喪失の痛手に見舞われたときに、その効用を直接体験することになりました。私は子どもたちと共同でつくり上げた手法を使って、二十歳になる最愛の妹ヘレンが殺害されたことを乗り越え、やがては命という贈物に対する敬意と喜びの感覚を再び発見し、深めることすらできたのです。

第10章　奇跡が起こる

全医学生と職員に、ブレインジムのやり方と行うタイミングを教えるために催した院内集会は、満足のゆくものでした。偏見のない同僚たちと働けるのは、いつもながらに報われます。医療スタッフが、このユニークな生理学的補助ツールを実際に使ってみることが大事だと理解してくれたおかげで、子どもたちが感情的にも、精神的にも、そして身体的にも生存するのに必要なスペースをつくり出すことができたのです。トラウマを抱える子どもたちにとっては動くことが成長をもたらし、その結果として重要な変化が引き起こされるのだという突破口にもなる発見には、大抵のスタッフが感謝してくれました。しかし一方で、心を閉ざし、目の前にある、この新しい方法の価値を見ようとしない少数の同僚と話し合うことにはもどかしさを感じていました。

今回の惨事で両親を失った、ミハイルとここで呼ぶことにする九歳の少年を、私は三週間担当してきました。ブレインジムの効果が現れ始めたミハイルに、医者たちは徐々に投薬を減らしていきました。再び歩き始めるようになったミハイルは、驚くほどの進歩を示していたのです。

ところが、ある日突然に、何の前触れもなく、ミハイルは看護助手と自分の衣類を引き剥《は》がして絶叫し出したのです。精神科医が直ちにかけつけて投薬をしました。これより前に、こぼしたジュースの後始末をするよう看護助手に言われると、ヒステリーを起こし攻撃的になったというエピソードがありました。スタッフが私を呼びに来たので、直ちにミハイルとブレインジムを始めました。四時間内に合計三回のブレインジム・セッションを行ったことになります。少年は怒りの状態にあり、死にたいという言葉を何度も繰り返していました。後でわかったのは、おばあさんが亡くなった知らせを電話で受けたということでした。誰もこの衝撃的な知らせに対するミハイルの心の準備をしなかったために、生涯孤児になってしまった自分を思い、彼は精神的に打ちのめされていたのです。

私はレイジー・エイトや他のブレインジムをミハイルと一緒に行いながら、話しかけました。彼が一人でそんな知らせを処理しようとしたのは勇敢だったと伝えた後で、病院には大勢頼りになる人たちがいて、そういう大変な場合に助けてくれるために働いているのよと説明しました。フック・アップをして座りながら、彼はおばあさんに起こったことを話し始めました。一緒にさまざまなブレインジムを続けながら、ミハイルの深い悲しみを受けとめていると、やがて彼も落ち着き、自分の内に再び安心感を見つけたようでした。

たった一晩で、その子どもはバランスのとれた現実感覚を取り戻し、再び前へと進む準備ができたのです。私はカルテにメモ書きで、ミハイルはもう精神的に問題がないので、これ以上の投薬を必要としないと説明しました。しかし翌朝戻ってみると、ミハイルは大量の薬を投与されて昏睡状態でした。子どもたちが薬物治療の副作用で苦しみ、死にさえしたのを目の当たりにして、しかもこの子どもには薬の必要がないことをはっきりと伝えてあったのにという思いから、私はその精神科医に向かって、断じてここの子どもたちに手を触れないでくれとどなりつけました。その医師は二度と私のフロアには戻って来ませんでした。

私の怒りといらだちの根元は、それほど大勢の子どもたちが日々生き残るために、とてつもない努力を強いられていたという事実にありました。ある十歳の男の子と妹は、二十日間も苦闘して耐え抜きました。苦痛を抑えるために投与される薬の量で、少年の腎臓は機能不全を起こし始め、はかばかしくない予後の状態を医者たちは心配していました。彼の生理的状態はさらに悪化し、ついには腎不全で集中治療室に入れられました。一人の医者の求めに応じて、私は度々この十歳の少年と関わるようになりました。毎日クロス・クロール、ポジティブ・ポイント、シンキング・キャップ、レイジー・エイトを一緒にやりながら、「勝者になるってどんな感じか覚えているのだから、自分は生き残るだろう」と考え続けた勇敢な少年の話を物語りました。

「あなたは勝者よ」「何がどうあれ、あなたは一つだけ選択することができるのよ。それはたくさんの前向きの選択を見つけるという選択」と彼に伝えます。この少年が何とか生き残れたということを、お伝えできるのはうれしいことです。

　集中治療室にいる他の子どもたちもまた危篤状態にあり、医者たちは彼らの生存を危ぶんでいました。昏睡状態の子どもたちや、苦痛を和らげる薬を求めて金切り声を上げる子どもたち。多くが呼吸に苦しんでいました。ブレインジムを一緒にすると、彼らの呼吸やリラックスする力が養われるようでした。身体の中で火傷していない部分を触れてもらう感覚も、回復には非常に重要な要素でした。子どもたちは手で触れてもらうことを強くおねだりしました。私は彼らがどれほど強い人間であるかを伝えながら、動きがそれぞれの子どものニーズや運動能力に合致するように加減してブレインジムを行いました。私たちはみんな一つの大きな家族となり、共に努力し、動き、そして生き残ったのです。奇跡が起こりました。医者たちが決して生き残れないだろうと思っていた、集中治療室の六人の子どもたちが生き残ったのです。

第11章　両手の虹

自然は私たちを生き残るようにプログラムしていると私は信じています。そして生き残るための自然な方法がもつパワーを生かせば、ストレス下にある人々に希望の光をもたらすことができると思います。ウファーでは発達の動きを補助的に用いると、回復の過程が加速され強化されることを発見しました。例えば、左右一致して動かす（ブレインジムのダブル・ドゥードゥルのような）動きは、身体と感情の調和を促します。喜びを表すのに子どもたちは自然に手をたたきます。怖がっているとき、彼らは空中で激しく両手を振ります。このように両手を別々だけれど同時に、しかも左右対称に動かす動きは、脳の活動が脳幹から大脳皮質へと入って行くことを許します。左右の大脳半球がそれぞれに情報伝達の回路を再構築し、行動への準備を整えることができるのです。各々の大脳半球内で独自の脳活動が同時に始まり、それが後に、大脳皮質における統合されたコミュニケーションの土台となります。その時になって初めて、トラウマとなった出来事を完全に客観的に解釈する用意ができたといえるわけです。

自然な体の動きに秘められた知恵を用いて、子どもたちに新しい視点を与え、そこから火事のことを思い出してもらいました。左右を同時に動かすことは、子どもたちが過去の記憶から「今」という現実へ移行する助けとして非常に有効でした。

子どもたちはこのような動きを利用して、両足で火を踏みつけたり、両手でたたきつぶすふりをしたりして、火事への恐怖心を解き放ちました。火をもみ消すために両手をたたく経験もまた、左右同時の動きがもつ力を再体験する機会になりました。

同じ理由から、私は子どもたちに火事の絵すべてをダブル・ドゥードゥルで、両手を同時に使って描いてもらいました。子どもたちにとって、描きながら自分の考えや感情を表現することは、過去と今という瞬間に架け橋を作り出すことでした。このようにして動きつつ、彼らは想像上の物語を、怒りながら、そしてまじめに、次には笑いながら話しました（彼らが自分の怒りに触れているとき、叫び声や金切り声は出させませんでした。こういう音声は初めのころに行っている表現なので、彼らを過去に連れ戻すだけだからです）。

子どもたちは毎日両手を同時に使って描きました。手が一本だけしかない場合、その手が「二本の手で作られている」と想像しながら描いてもらいました。もし子どもたちが大好きな人の似顔絵を描いたときは、衝突事故で亡くした家族への思いに目を向けないよう励まされました。このような記憶を扱うことができるのは、もっと後になって、心の安全が確保され、そこから真実を眺めることができるときです。

この若年の患者たちは左右同時の動きが大好きで、それを「虹の旅」と呼んでいました。子どもたちは空中に虹の形を作りました。最初は二本の手を上方に伸ばして真ん中で合わせ、それからそれぞれの手を反対方向に動かしてアーチを作ります。中には火傷がひどくて動けない子どもたちもいたので、その場合は想像の中で動かなくてはなりませんでした。彼らはこの動きを何度も繰り返し想像しながら、虹のさまざまな色について話しました。赤色は子どもたちが火事を連想するので、最後に、しかもその色を扱う準備ができたと思われるときに初めて使うことにしました。他のすべての色は赤色に安心感をもたらすために用いました。

子どもたちは違う速度で、さまざまな色や音とともに虹の動きを繰り返し、精神的な強さや知恵や勝者についての物語を語り合いました。私がグループの子どもたちと作業するために部屋に入って行くと、彼らがお互いに虹の物語を話しながら、できるだけ最高の虹を形作ろうとしている姿をよく見かけました。彼らは本能的に、この発育上の基本の動きが回復への鍵を握っていると知っているようでした。なぜならその動きを自発的に繰り返していたからです。

両手を真ん中から外側へ動かして虹の形を作り、今度は外側から真ん中へと戻します。子どもたちは警戒して身を守る態勢から周辺視野を切り替えて、リラックスしながら集中して見る体験へと移行します。人が心的外傷を被ると、周辺視野は防御の役割を果たすために、過剰な警戒態勢をとる可能性があります。このように視覚システムが果てしない防衛で酷使されると、消耗して役立たなくなります。遊びながら両手で虹を作ることにより、ようやく目がこの過剰な防衛態勢から解放され、もっとくつろいで焦点の定まった見方ができるようになります。ウファーの子どもたちの例では、このリラックスした視力状態が、後になって学校に戻ったとき、読む力を助けることになりました。

動きを使った取り組みは、子どもたちの時間と空間の感覚にも広がりをもたらしました。立っているときも、座っているときも、横たわっているときも、子どもたちは両手と一緒に動きました。このような動きが身体を整え、安心して遊びながら、異なるレベルのバランスと安定を模索できるようにもなりました。やがて彼らは虹を「歩いて」渡り、お互いに物語を語り合い、そこから左右を交差する性質の、より高度の発達の動きへと進んでいくことができたのです。中には虹の上でクロス・クロールをしながら、おかしな話をして動く子どももいました。そこで私は動きを組み合わせて披露し、ある子どもたちには新しい課題を与え、他の子どもたちには「馬鹿げたまちがい」をしでかして緊張を和らげるようにしました。いろいろな歌に合わせて行うクロス・クロールは、チャレンジであると同時に笑いを引き出しました。現に笑う能力を五日以内で取り戻した子どももいれば、回復するのに一ヵ月かかった子どももいました。しばしば笑いが安全弁となって、それから叫びや悲鳴が後に続くことができました。

レイジー・エイトの動きはまた心身の自己教育を急速に促しました。子どもたちの目は、安心して全方位を見ることを学び直しました。後に子どもたちが書く段になると、アルファベット・エイトのエクササイズをしました。レイジー・エイトで個々のアルファベットを紙に練習するところから始め、次にこのブレインジムの動きを使って、「私は自分が大好きです」というようなメッセージを書くようにしました。子どもたちはこれを達成できるととても興奮して、練習が終わると自分を抱きしめていました。同じプロセスを用いながら、ついに彼らは「私は勝者です」とか「私は強い／癒されている／回復している／成長している」と言いながら、そのメッセージの一文字一文字を書いていったのです。

❋第12章　自尊心を取り戻す

私が大切だと気づいたことは、うすっぺらな約束などせずに深い悲しみの段階を理解し、受け入れるということでした。子どもたちは動きを通して、自分が勝者であることを自分自身に教えていました。体験が先でなければならず、理想的にはその体験を言葉で置き換えることが次にやって来ます。そうでないと言葉は空虚で真実みに欠け、話し手によって捉えられた意味だけが伝わります。体験によって言葉が自然に内側から引き出されるとき、その意味は深遠で本物になります。

私は子どもたちのニーズを見守るのに、ブレインジムを行いながら、共感的に耳を澄ませる技法を用いました。そうすることによって聞こえてくるものがあり、その場に調和しながら、お互いにオープンで正直な気持ちを分かち合うことができました。大切なことは気持ちを感じながら、子どもたちの感情体験を一歩一歩たどり、この探求をブレインジムと結びつけることでした。

生き延びたという実感が子どもたちの中で定着してきたころ、彼らの将来へ備えて、自己イメージ、自己の価値、自尊心を探究し始めました。子どもたちは、数々の勝利を通して力を得てきたので、もう四度も勝者になったという事実を、他の人たちにいつでも伝えられるように準備しておかねばならないと学びました。私は子どもたちに外へ出て、他の人たちにこの知恵を教えるように励ましました。子どもたちは自分自身をごまかしたり埋め合わせたりするような振る舞いに気づく必要がありました。そういう行為が自分を犠牲者の役回りへ引き戻し、注目や保護を再び求めるようになるからです。守ってもらう必要性から抜け出して、成長の段階へと進む実感を子どもたちは体験してきました。このことを他者に説明する心構えが彼らに求められたわけですが、それは友達や先生、両親、そして近所の人たちが子どもたちと対峙するとき、過保護になるか、彼ら自身がサバイバル反応（訳注：本能として表出する、生き残るための生体の反応）に陥ってしまう可能性があったからです。

大抵の子どもたちは、損傷した自分の身体や顔を憎むという段階を経てきました。私はよくおとぎ話や比喩、高い道徳的価値を持った物語を話しましたが、それは子どもたちに自分に誇りをもつ体験をしてもらうためでした。次の物語は、自分の顔に対する他者の反応を気に病んでいたある少女に話したものです。

女の子と男の子が恋に落ちました。あんまりかわいくなかった少女は、君を大好きだよと恋する人が言ってくれても信じませんでした。外見が外見だから、自分のことを誰かが心から好きになってくれるなんて信じられないと感じていたのです。二人はとても良い友達になりました。でも少女は自分のことを嫌だと思い続けていました。ある日少女は町を離れ、自分の顔を変えてくれる人を探す決意をしました。ロシア山中の辺ぴな村に住んでいた少女は、容貌を変えられるかもしれないという、薬草を扱う男の話を聞いたことがあったのです。少女は男を見つけ出しました。薬草のマスクをつけて、美しくなるのを待ちました。マスクをつけた少女が戻ってみると、少年は半狂乱になって、愛する少女を探し回っていました。少女が少年の前に立っても、彼は声を上げて泣きました。親友を失い、どこにも見つけることができなかったからです。次の日少女はマスクを取って、あるがままの姿で少年のところへ戻る決心をしました。少年は少女を見ると、喜んで抱きしめました！　顔は問題ではなかったのです。少年が愛していたのは内側にいるその人だったのであり、やっと少女も美しさの本当の意味を理解したのでした。

病院を去る前に、顔に損傷を受けた少女は私のところにやって来て言いました。「私は世界で一番幸せ。しかも一番強い人よ。だって生き延びたのだから。私の中には勝者がいるの。そしてこの勝者をどうやって自分の未来に連れて行くか、私は知っているの」。

第13章　自然な発達の動き

　幼児をさまざまな段階の過渡的な動きへ初めに向かわせるのは、動くことへの本能です。このことが自然な成長と発達を促します。人生で道を塞がれたとき、元来動きに秘められた知恵に戻ることは、新たな人生を打ち立てるのに役立ちます。幼児の場合であれ、心的外傷後ストレス障害に苦しんでいる人の場合であれ、発育の動きを再構築すると、心、感情、思考過程における脳のはたらきに多大な影響を及ぼします。ブレインジムの共同創始者、ポール・E・デニソン博士の言葉を借りれば、「動きは学びへの扉」なのです。これが生きるための大前提です。

　ブレインジムなどの発達の動きは、安全に生き残ることにすべての前提を置く、身体の基本戦略を思い起こさせます。基本戦略の例を挙げると、身体のセンタリング、身体を直立すること、左右同時の動き、同側の動き、正中線《せいちゅうせん》を越える動きなどです。ブレインジムの学びのプログラムは、この自然の戦略を支持するものです。なぜならばその動きが私たちに安全で安心であることを思い起こさせるので、身体の発達と感情の成長にとって鍵となる、新しい情報を取り込むことが可能になるからです。

このように自然な発達の動きは、実際どの年齢層の人でも、内に秘めた能力や知恵にアクセスすることが可能になるので、文字通り、また比喩的にも、自己の成長と発達を自分の内側から引き出すことができるのです。さらに、このような自然の動きは、感覚と動きの統合という根本体験を復活させるので、回復への意欲を与えてくれます。この身体の統合状態が安全の土台を築き上げるため、そこに学びが起こりうるのです。

ブレインジムを行った後で描いた絵の実例

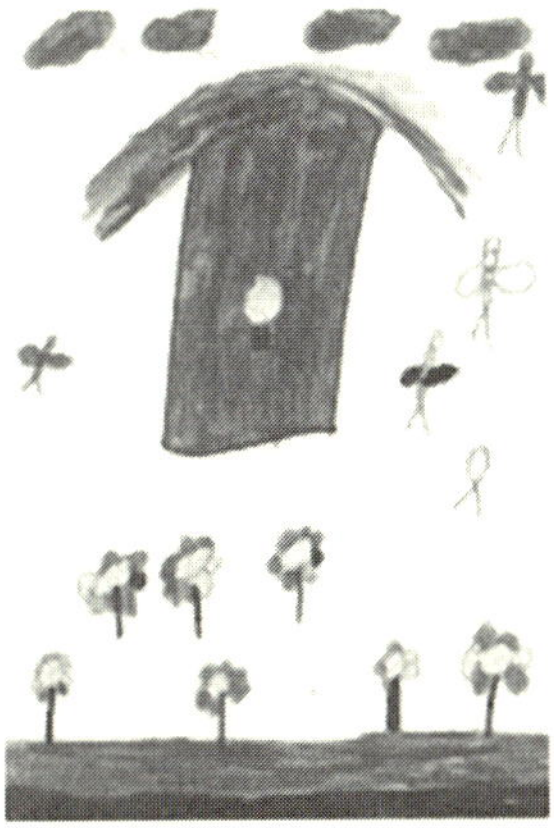

５歳の女の子：
事故で生き残った動物や、花々、さらには昆虫たちが描かれている。

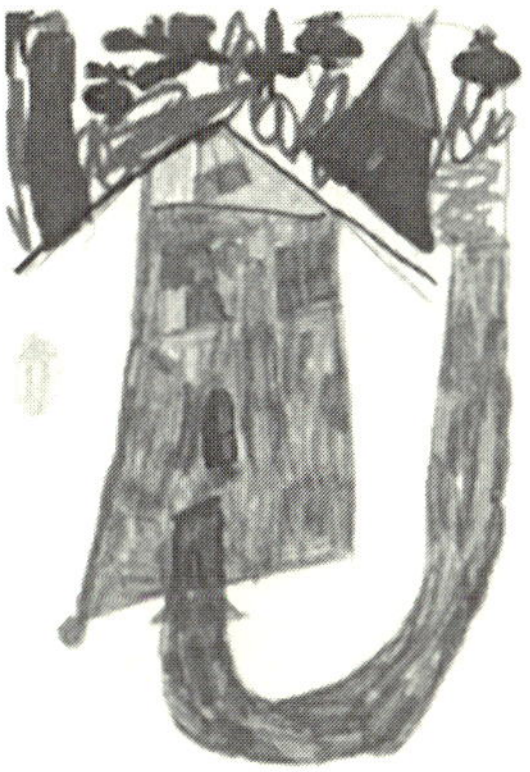

５歳の女の子：
大惨事から生き残った様子が、（絵の上方に描かれた）トラウマのイメージで示される。
その後で、一本の道が子どもを事故から楽しい我が家へと連れ戻す。

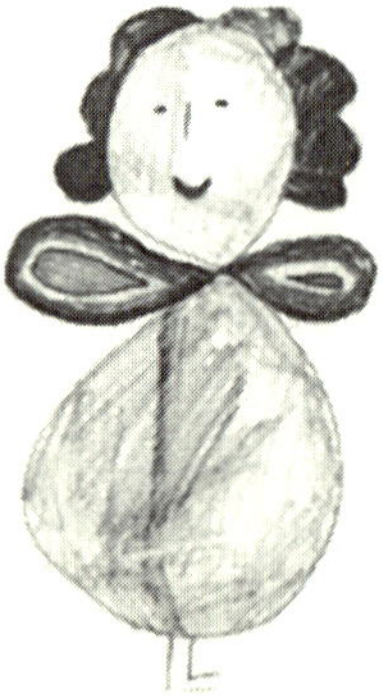

6 歳の女の子：
レイジー・エイトの動きを使って描いた絵

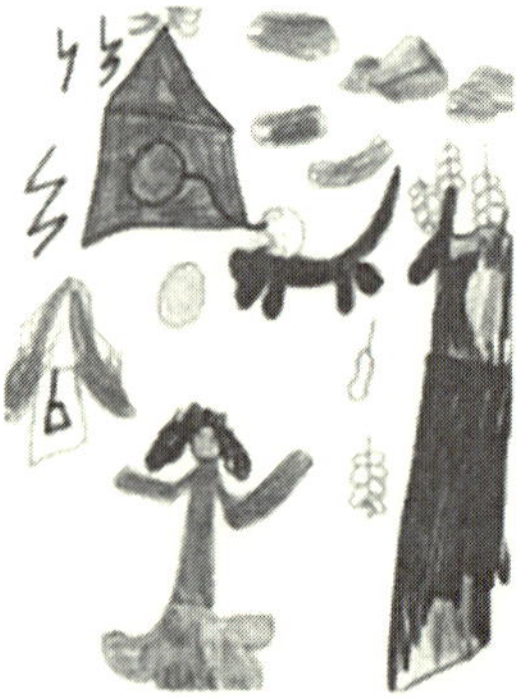

6 歳の女の子：
「私は生き残った。」

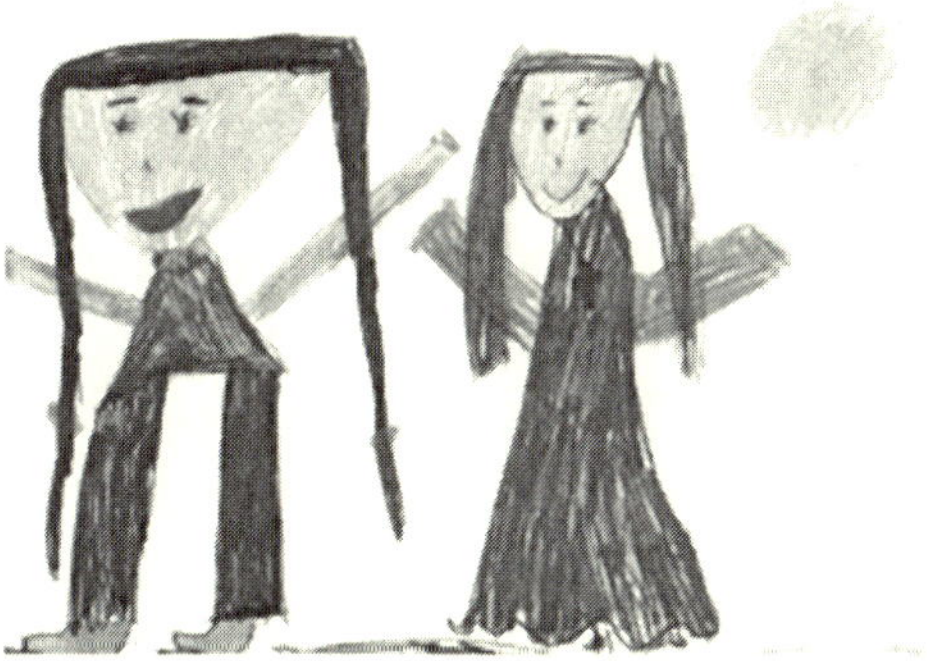

6歳の女の子：
レイジー・エイトの動きを使って描いた絵

ブレインジムの具体例

ダブル・ドゥードゥル

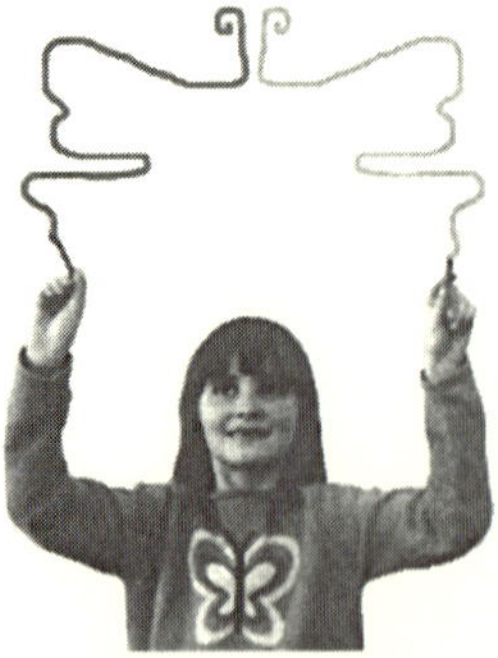

両手で自由な「落書き」を描くことから始めます。今度は両手で左右対称になるように描きます。「内側」、「外側」、「上」、「下」とそれぞれの手を一緒に動かします。いろいろな形や模様や絵を、両手の動きを一致させて動かしながら描きます。ダブル・ドゥードゥルは正中線を基本にして左右対称に描く動作であり、身体に相対する空間の方向や位置づけを確立します。この動きは視覚の正中領域で集中して見る力を発達させるばかりでなく、左右を区別する訓練にもなります。

レイジー・エイト

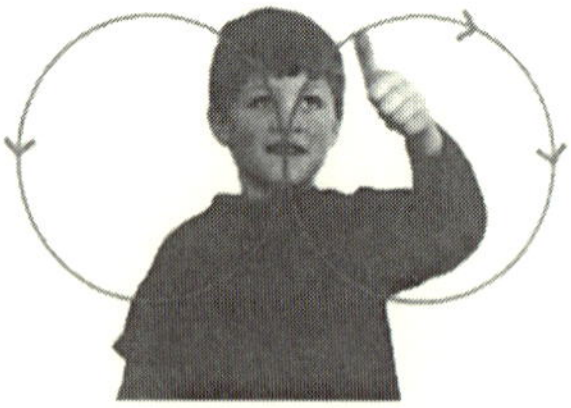

レイジー・エイトとは、８を横に寝かして描いたものです。中心点を定め、左右別々の視野領域を１本の連続した線でつなげます。まず親指を顔の正面から真っ直ぐに伸ばして、視野の正中線上の中心点に置きます。左上へと円を描いて、正中線上の中心点に戻ります。続けてなめらかな動きで、今度は右上へと運行し完全な円を描きます。レイジー・エイトは物理学で使う無限大の記号に似ています。この動きは視野の正中線を連続して交差することになるので、左右両方の目が活発に動いて、左右の視野が統合されるようになります。

シンキング・キャップ

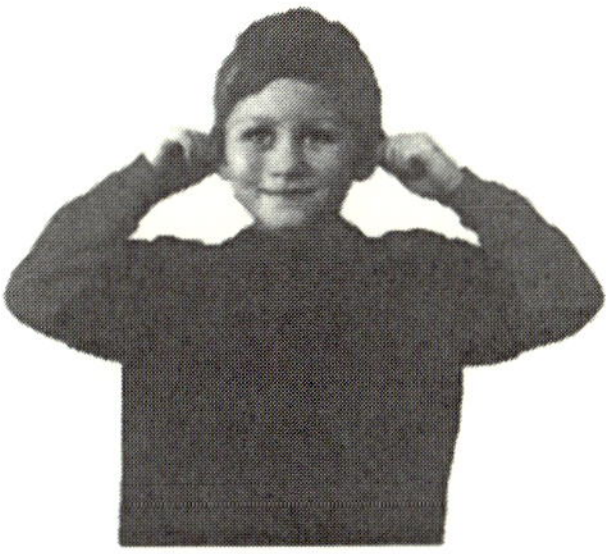

親指と人差し指で両耳をそっと後ろにひっぱり、「耳のへりを外側に開きます」。耳を上の方からカーブに沿ってやさしくマッサージし、耳たぶまで下りて行きます。これを3回以上繰り返します。このブレインジムは左右に頭を振り向ける動きを改善し、聞くこと、聴覚技能における注意力、識別力、記憶力を高めます。

クロス・クロール

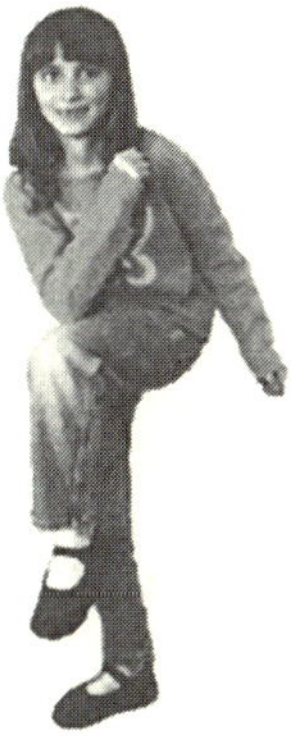

同じ位置に立ったまま、歩く動作にも似たこの正中線を越えるエクササイズは、片方の腕とそれとは反対側の脚、次にもう片方の腕と反対側の脚を交互に動かします。クロス・クロールを行うと、左右の大脳半球に同時にアクセスすることになります。したがって身体の正中線を左右へと越える動きが必要となる、あらゆる技能に理想的なウォーミングアップです。この動きは左右の協調性を向上させ、視覚、聴覚、運動感覚に対する脳の働きも活発にします。

フック・アップ
―パート１―

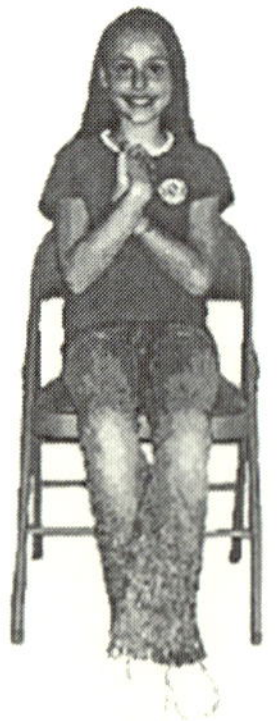

足首を交差させます。次に親指が下を向くように手の平を外に向け、両腕を前に伸ばします。手首を交差させて両手の平を合わせて指をからませ、そのまま組んだ両手を下から手前にまわして胸に持っていきます。この体勢で座りながら（あるいは立ったまま）、１分間深呼吸します。このとき、目は閉じて舌の先端を上の前歯の付け根に軽くつけておきます。

フック・アップ
―パート２―

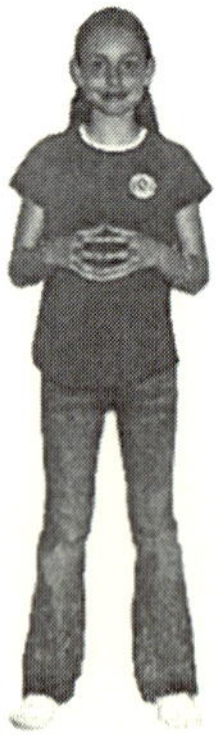

フック・アップのパート２を行う間は、交差させていた足と腕をほどいて、両足を床に平らに着けます。胸の前で手を合わせ、両手の指先どうしをくっつけてアーチを作ります。この姿勢でもう１分間深呼吸します。このブレインジムは平衡感覚、グラウンディング（注：地に足が着く感じ）、感情のセンタリング（注：中心で感情を統括する感覚）を高めます。

（注記：　ここに紹介した５つのブレインジムと、この本に出て来るその他のブレインジムの動きは、デニソン夫妻著、「Brain Gym®：Teacher's Edition ブレインジム手引書」1989年と1994年版より抜粋しました。出版元はEdu-Kinesthetics,Inc（www.BrainGym.com）です）。

第14章　幸福になるための資質

内なる勝者の力は、生存のための源泉であり、肉体的にも、知的にも、感情的にも幸福でいるための資質です。人がトラウマに見舞われたときの反応は、四つの基本段階に特徴づけることができます。①生存のための防御（凍りつくか逃避するか）、②生存への反応（闘争するか逃避するか）、③成長（立ち止まって考え、立ち止まって学ぶ）、④発展（新しい学びの実践、新しい学びを形に表す）。

身体の自然で本源的な動きの知恵にアクセスすることは、この四段階すべてを完了する助けになります。この身体と感情のもつ自然な力を内側に呼び覚ますと、そこに繰り返される失敗や挫折や非難のストーリーを安全に手放すことができるスペース（訳注：心理的な余裕）が生まれます。

ウファーの子どもたちは困難と出合い、生来の内的資質を奮い立たせて、生き残るための全行程を経てきたのです。自分たちがヒーローであることを大惨事によって学びました。勇敢で力強い彼らは、あらゆる困難を乗り越え、感情的にも身体的にも苦闘しながら、とうとう目前に広がる新たな現実の世界へ見事に甦ったのです。子どもたちは恐怖と向き合い、それを解き放ち、代わりに内なる勝者の知恵を手に入れました。この知恵の在り処から、自分と他者の新たな未来に備えて覚悟を決めたのです。天安門広場のあの青年のように、子どもたちは世界に示すために勇気という絵を描き上げました。子どもたちもまた恐れの前に果敢に立って、止まれと要求したのです。

子どもたちよ、本当にあっぱれでした。数ある選択肢に直面したとき、最も深みにある真実を明らかにするという道を選んだのですから。そう、あなたがたは大惨事にまつわる数々の恐怖に立ち向かいました。そしてこの悲劇を経験したことによって、これまで知っていた世界も変わってしまいました。皆にとってはこの恐ろしい出来事から逃げ続けるか、隠れている方がどれほど楽だったことでしょう！

それでもあなたがたは、ありのままの真実の在り処へ進んでゆくことを選択しました。内なる勝者の深みから「本来のあなた」を顕現させたのです。大小の果てしない困難に向き合ってきたことが自己発見につながりました。数えきれない日々の試練を克服し、大惨劇の後遺症をくぐり抜けてきたのは、あなたがたの勇気、知恵、力強さ、内なる知性の賜物です。意図的な動きやタッチ（触れること）を用いれば、いかに容易に内なる知性と再び結びついて前進できるのかということも示してくれました。身体の自然の知恵を思い出させてくれてありがとう。あなたがたの驚くべきストーリーは、これからもずっと皆に感銘を与え続けることでしょう。

第15章　結末

モスクワへ戻った後、私はなぜブレインジムの動きがあれほどすばらしい成果を上げることができたのか、広範囲のリサーチを始めました。ポール・デニソン博士とゲイル・デニソン夫人の共著であるオレンジ色の小本（ブレインジム：全脳の学びへの簡単な動き）*Brain Gym®; Simple Activities for Whole-Brain Learning*は、ウラル山脈で惨事が起きる一年近く前から私の研究室に置いてありました。一度は疑いの眼で本を開いてみたものの、そのまま書棚に戻してしまいました。私にはブレインジムの動きが、何らかの大きな影響を与えるようにはどうしても思えなかったからです。しかしその情報をウファーで実践に移したとき、まさにハナフォード博士が報告していたように、その深い持続的な効果を目の当たりにしたのです。

そんなに単純なものが、実際あのように大きな影響をもたらすことができたのは、どうしてでしょうか？　生死の境をさまよう子どもたちと過ごした私の経験が、その疑問への答えでした。ブレインジムの実践が注目に値する重要な成果をもたらしたのですから、この動きについての研究と調査は行うに値するものでした。

モスクワに戻った私は、多くの同僚等と自分の所見を分かち合い、それから研究が始まりました。一九八九年以降、次のようなプログラムと調査プロジェクトが行われています。

❖革新的な幼稚園と初等教育のクラスにおける共同研究。その目標は三歳から十歳までの児童を対象に、動きが運動・情緒・知的発達面に与える影響を測定することでした。ブレインジムの動きと、その動きを用いて行うバランス調整のステップが、子どもたちの日課に加えられました。調査結果では、ブレインジムが自然の学びを支援する独自で画期的なプログラムであることを示しています。

❖教育キネシオロジーの、学びのプログラムに関する更なる研究が、モスクワにあるロシア教育アカデミー所属の自己開発研究所で行われました。

❖ベラ・シロトキーナと私は、電気皮膚反応（恐怖などの感情的刺激によって引き起こされる、電気を通す皮膚能力の変化）に基づく、更に詳しい研究を始めました。ブレインジムの動きがあのように好結果をもたらすことができた理由を、この調査は示してくれました。またブレインジムの準備段階で用いる「ＰＡＣＥ（ペース）」と呼ぶ四つの基本動作が、大きな効果をもたらすのに関連する、音楽の周波数を見つける研究も行いました。

❖自然な発達と社会的発達の相互作用ついて理論化したロシアの発達心理学者レフ・ヴィゴツキーの研究と、ウファーでの体験との間に、数々の相互関係が導き出されました。ヴィゴツキーは一九三〇年から一九三四年にかけて、反射に関する見解を明らかにしています。反射は消えることがないと彼は説きました。事実、彼は原始反射が高次の脳構造に統合され、より成熟した動きの基盤になることを発見しました。反射は消滅してしまうのではなく、むしろ成長の土台として働き、後になって緊急事態で必要とされるときにも対応できるのです。ヴィゴツキーはまた反射が防御と発達のためにあると教えています。

❖ウファーでの経験と、起きている危機は学びの基盤になるというヴィゴツキーの研究の間に、さらなる相互関係が引き出されました。

第１段階：危機の体験の中で行き詰まる。

第2段階：危機の最中に、「あ、そうか」という心理状態が開かれる。なぜなら人は成長の基本として、使える別のパターンを探そうとするから。そこで危機はより高次の学びの基盤になる。

❖ロシアの生理学者ニコライ・バーンスタイン博士の研究にも、ウファーの経験との相互関係が引き出されました。博士は筋肉と動きが、意識的にも無意識的にも、非効率のパターンから抜け出せなくなる可能性について立証しています。彼は反射とサバイバルにおける動きのパターンの間に、神経学的なつながりがあることを明らかにしました。私やスタッフが教える広範囲のセミナーは、この情報を基本としており、現在は反射についての研究とその統合をテーマに扱っています。

❖ロシアでは、移動型ブレインジム・センターが創設され、標準時間の異なる七地域で、何千人もの人々にブレインジムのプログラムについて知識を広めています。

❖二四〇〇人の参加を得た私の調査をきっかけとして、「クロス・クロールとレイジー・エイト：診断の可能性と発達への影響」という題の論文になりました。ロシア四十都市以上の革新的な幼稚園や初等教育の現場で行った調査の詳細がここに記されています。

❖私はこれまで、ブレインジムの発達への影響と反射統合プログラムの利点について、ロシアとポーランドで七十以上の論文を発表しました。

❖学習形態の分析と発達の検証を行う目的で、レイジー・エイトを描いた絵をこれまで一万枚以上ロシアで収集しました。

❖幼児期から生涯にわたって存続する、動きと姿勢に関わる反射を呼び覚まし統合することは、多大な恩恵をもたらすとの所見に基づいて、発達神経キネシオロジーとマスコトーバ方式という新たな分野を開発しました。

❖ウファーの子どもたちが当初体験して恩恵を受けたことに基づき、マスコトーバ式触覚統合も開設されました。この技法では、触れること動くことが、学びとサバイバルの鍵であると認めています。

❖O・フレッド・ドナルドソン博士との共同作業により、継続的な研究が始まりました。博士はオリジナルプレイ（その言葉も博士の考案）の分野における先駆者です。この共同研究のねらいは、自然な遊びの能力を統合すると、肉体、感情、知性ならびに社会面におけるスキルが伸び、深く持続的な恩恵をもたらすということを示すためです。

❖ポーランドにスベトラーナ・マスコトーバ博士国際研究所が設立されました。（www.masgutovainstitutue.com または、www.masgutovamethod.com）ここにはすべての参加者を招いて、ブレインジム、マスコトーバ式触覚統合、心理学キネシオロジー、芸術キネシオロジーを体験してもらい、参加者の肉体、知性、感情面での潜在力を頂点まで高めてもらうことを試みます。

❖芸術キネシオロジーのクラスで用いる私のマニュアルが、ロシア教育アカデミーの芸術教育学術研究所によって認定されました。

❖マスコトーバ方式の技術であるマスコトーバ式触覚統合、ブレインジム、芸術キネシオロジー、固有受容セラピー、心理学キネシオロジーを伝えるために、現在アメリカで大学のプログラムを創設する計画が進められています。この大学は人々の知性・身体・情緒面でのニーズに対して、自然な回復と真の統合をもたらす行動テクノロジーを基本とする、教育プログラムの制定という考えに則り創設されることになっています。この技術は楽に学ぶことを助けるための基礎になるでしょう。この開発中のプログラムについての情報は www.masgutovamethod.com を参照して下さい。

❖ポーランドの国際スベトラーナ・マスコトーバ博士研究所と、米国のスベトラーナ・

マスコトーバ教育研究所は、世界的に知られたキャンプと会議を主催しています。そこには世界中からセラピスト、親、クライアントが集まって、神経・知覚・運動と反射の統合、ならびに動きや姿勢の反射の統合といった、この新しい技術を学び体験する場となっています。キャンプ会議においては、学習に困難を抱える人たち、知的に遅れのある人たち、注意欠陥障害（ＡＤＤ）や注意欠陥多動性障害（ＡＤＨＤ）の人たちに著しい進歩が見られます。このような進歩は、自閉症、脳性麻痺、発達遅延、心的外傷後ストレス症候群の領域においても、等しく参加者たちが従来の限界を超えることで成果を収めています。

第16章　ウファーにおける診療の背景にある原理

ボディー・ランゲージを探究し始めると、われわれ人間は生存本能による自然な反応として、さまざまな生理的反応に基づいた姿勢をとっていることが明らかになります。私たちは、まず、このような身体的生理的反応を体験した後で、恐怖、怒り、憤怒、無感動、欲求不満、不安、絶望感等々の感情を区別できるのです。

危険に遭遇することによって気持ちが圧倒されると、身体の中の天才（DNAからの贈物）が、闘争 - 逃走 - 凍りつきというさまざまな行動段階を無意識にとらせ、トラウマの瞬間を乗り越える手助けをしてくれます。このような反応は生来の知恵に基づいており、安全を脅かすものに対して、私たちの身体を上手く適応させるためのものです。守りと生き残りのために、身体の中で活発になるこのような先天的戦略は、生理細胞の中に安全に蓄えられています。体験によって引き起こされるこの遺伝的知恵の集積がなければ、身体は危機に遭遇したときに、どう対応したらよいかわからないでしょう。

この種の反応が反射（reflex）として知られるもので、内外の刺激に応えてはたらく心身システムの複雑な作用です。反射は気まぐれにそこにあるわけではありません。実際には、発達と呼ばれる全体像に即して存在しています。一九三〇年代、発達心理学者レフ・ヴィゴツキーは、反射は抑制されるようになるという考えに異議を唱えました。反射が抑制されるという考え方に対する疑問は、ストレス、緊急事態、事故、神経衰弱などの際、反射が戻ってきて作動するのを観察したことに基づいていました。こうした状況では、反射がしばしば生き抜くための助けをしてくれます。そこでヴィゴツキーは、われわれが全力を尽くして反射を完全に発達させ、より高次な脳機能に再統合しなければならないと断言したのです。基礎的な動きと反射は決して消滅しないというのが彼の見解でした。トラウマの後には、恐れからではなく愛に基づいて行動できるように、このような反射を再統合する必要があるとヴィゴツキーは言いました。

無意識に行う動きと姿勢は、生命が脅かされるときに私たちを守るように設計されており、理想的には、諸々の反射が危険を察知して防御作用を働かせます。それら一連の過程は自然に活性化され、危険が去ると機能が解除されて再統合されるというのが理想です。しかし時間は、ポール・デニソン博士が論理脳と呼ぶ側の脳を構成している概念です。したがって論理脳以外の脳と身体自体には、トラウマの瞬間が永遠に存続しているように思えるかもしれません。しばしば脳と身体は、何の警告もなくトラウマ体験が繰り返されるという恐れの状態に留まり、「危険に備える」はずの指針が、「サバイバル反応と恐れの状態に常に留まる」ことになります。

また、私たちはこのような反射応答を保持しがちで、過去のトラウマを思い出させる出来事には何でも反応してしまいます。昔の記憶や新たなショックが脳のその領域を刺激すると、身体が硬直し、生理的に恐れを体験することもあります。そこで、「危険がまたやって来るかもしれないのだから」、いつも守りの態勢でいる方が安全だと信ずるようになります。これにより生存のための反射は、常に使われている状態に保たれるようになるのです。

防御とサバイバル反応が長引いて慢性化したとき、ショック状態が通常の生理状態にとって代わります。こうなると心身は過度の防御態勢をとり、じっと動かずにいるか、目的もなくむやみに動き回ることが、唯一生き残る方法のように思えてきます。このように反応している状態では、脳の低次の領域が意図的に安全のための舵取りを行い、現実の危険や察知した危機に対応します。したがって脳の高次の領域が司る言葉とか分別は、初期のショック状態ではほぼ何の役にも立ちません。まだ論理の出番ではないのです。なぜなら頭脳と生理機能は、危険が常に存在するものとして延々とはたらいているからです。

防御や生存のための反射が惰性で疲弊した状態になると、成熟統合した反射のようには、決して効果的にはたらくことができません。逆に、生存防衛のための反射が一日二十四時間、週七日働かなければならないときには、私たちの安全だと感じる能力は実質的に低下します。生存のための生理的メカニズムをはたらかせ続けることが安全だと錯覚するのですが、実際には、身体はストレスの緊張状態にあって、じっとして隠れるか、闘うか、逃げることしかできません。そこで生理的メカニズムを過剰にはたらかせ過ぎると、本当に必要なときに対応できなくなります。そのうえ、統合されていない反射は心身システムの調和を妨げ、脳の高次の部分における合理的で論理的な処理機能をも妨害します。

凍りつき反応は、一瞬「身を隠す」ことができるように、文字通り身体の動きを止めます。通常、身体の外部動作が鈍くなると、認知技能はスピードアップします。隠れていればしばしば安全だという感覚から、この自然な生理的反応は、考えを練るための守られた場をこしらえようという錯覚を起こすのです。そのとき、身体は動かなくても、知覚システムは始終警戒しています。危険から抜け出る方法を見つけようとして、視覚、聴覚、感覚は極度に研ぎすまされ敏感になります。そうして、アドレナリンとコルチゾールが劇的に増大し、前頭葉の機能を抑制します。したがって実際には明瞭な認識力と理性にアクセスすることができなくなります。真の解決を見出す代わりに、脳は反射的に闘うか逃げるか、あるいはじっとしてうつの状態に立ち往生したままの態勢をとらせようとします。

身体的ショックによって生じた、凍りつくというこの自然の衝動を長引かせると、悪循環に陥ります。そうなると、何よりも重要な課題は、再び動き始めることです。なかでも最も効果的に身体のショック状態から始まった悪循環の連鎖を断ち切るのは、「発達の動き」なのです。「触れること」もまた、神経系や動きを目覚めさせるうえで不可欠な要素です。こうしたことは幼児が成長と発達のために、刺激を求めて追いかける原則と全く同じです。

感情的ショックが引き金となって、否定的な考えを巡らすようになります。何とかして筋道の立った説明をしようとすると、トラウマの記憶やドラマチックな状況が頭いっぱいに再現されます。トラウマ体験は、再現される度に、過去のショックや恐怖のストーリーに錨を下ろしていきます。このサバイバル反応としての対処が実際の危険を過ぎても続くとき、心と身体は壊れたレコードのように負のサイクルを繰り返すようにもなりえます。この不愉快な出来事についてのあらゆる恐れが、絶え間なく繰り返し想起される一方で、一時的に適応するために生じた生理的反応は、闘争‐逃走‐凍りつき反射に留まる可能性があります。これらはさまざまなヒステリー症状やうつ症状として表出するでしょう。

列車事故から生還した子どもたちは、あたかも災難が繰り返し襲ってくるかのように感じ、闘争‐逃走‐凍りつきの行動パターンに立ち往生していました。私は子どもたちをこのようなパターンから救い出し、変化の過程を開始するよう導かねばならないことを知っていました。そうしないと、子どもたちは火事の経験に繰り返し立ち戻りながら、防衛と生き残りのためのメカニズムをはたらかせ、ますますその防衛戦略の内にはまり込むことになるからです。

もし、凍りつき‐逃走反応や闘争‐逃走反応が絶え間なくはたらき続けるとしたら、圧倒される体験や頑張り過ぎの体験も続くことになります。なぜならこの危険を回避して行動するための地図が、身体にしっかりと保持されているからです。危険はまだそこにあると身体が信じる限り、自然の法則として、身体は身を守らなくてはなりません。意識が別の考えを思いついたとしても、身体は元のストーリーに留まり続けるでしょう。そして轍《わだち》はますます深まるばかりです。心と身体の信じるストーリーが一致しなければ、依然として生理的に認知する危険は続くことになり、行動にも心で繰り返されるストーリーにもほとんど変化は認められないでしょう。これとは反対に、身体が変化して安全だと感じられるようになると、心の状態も自然に変化します。

本当に安全だと感じることができるのは、生物的記憶である防御と生存のために必要としたサバイバル反応の状態を手放せるときだけです。じっと動かずに守りの態勢をとり続けていると、システムは疲弊するばかりで、錯覚でしかない安全に囚われるようになります。解剖学的に見ると、生存のための防衛反応を司る機能は、脳幹と大脳辺縁系に位置しています。高次の大脳皮質のレベルが機能しているとき、すなわち実際に安全だと感じられるときには、脳の低次レベルで反応し続ける必要がなくなります。正中線を越える統合的な動きをゆっくり行うと、こうした高次の脳中枢が活性化されるので、自然に高次の脳機能へと移行します。動くと前頭葉の運動皮質が活発になり、そこから高次の論理的思考や創造性へと導かれ、利他主義、愛、共感、思いやりの感情へとつながってゆきます。そのときに、人は、頭脳と生理機能が統合されて前進する準備が整います。

脳と身体をつなぐコミュニケーションの基本的手段は、動きとタッチ（触れること）です。ウファーの子どもたちは動くことへの誘いかけに自然に応じてくれました。それは動きが子どもたちにとって唯一手の届く言語だったからです。動くことによって、子どもたちの内面が安定しました。子どもたちは火傷を負っていないところならどこでも、触れられることを求めました。なぜならこの触れるという行為も、文字通り子どもたちが触れ合いを保てる、つながるための言語だったからです。また子どもたちは足の特定のポイントを押さえると安心することにも気がつきました。（私はこのようなポイントの位置に関する研究を続行し、知覚運動ポイント、神経運動ポイントと名づけて地図に表しました）。そのような特別なタッチを行うと、延々と続いていた腱防御反射の状態を解除する司令がいつも脳に送られました。もう一つ気づいたことは、モロー反射と恐怖麻痺反射が改善されると、子どもはより安全に感じるということでした。触れることは子どもに一人ぼっちではないというメッセージを伝えることでした。なぜなら誰かがそこにいて、「今、ここ」の現実に子どもたちが「触れて」戻る助けをしてくれたからです。こうした動きとタッチの贈り物により、子どもたちは後になって、創造性、分析的思考、言葉による言語に再びアクセスすることができるようになりました。

この勇敢な子どもたちに助けられ、ブレインジムやその他の発達の動きを用いると、生理機能の必然的なシフトが速やかに自然に起きることを私は教わりました。動くことにそれほど効果がある主な理由は、動きが身体の自然な言語であり、生涯続く原始反射を解放し、成熟させ、再統合するための鍵であるからです。心理学の分野では、トラウマに対応する四段階が確立されています。

一、生存のための防御（凍りつくか逃避するか）

二、生存への反応（闘争するか逃走するか）

三、成長（立ち止まって考える、立ち止まって学ぶ）

四、発達（新たな学びの実行、学びを形に表す）

三と四の成長と発達の段階に至るためには、最初の二段階で生理的反応に基づいた姿勢を解放することが要求されます。そのとき、生存のために生じたサバイバル反応が「前に進む行動」へ変わることができます。

ひとたび反射のパターンが発達の動きによって再統合されると、心と体は成長と発達への新しい土台を手にすることになります。このような段階では、新たに獲得できた協調した動きに伴って、心身の能力が自然に現れてきます。このときになって、過去の体験を見直し、新しい対処方法を構築できるようになるのです。身体が統合されて安全な状態になると、心は直ぐに自然と、自由と創造性と健全な展望を経験し始めます。

この成長と発達の場に近づくために、私たちは興味深い方法で、従来のアプローチを逆転させた発想に基づくアプローチを学んでいます。ある体験についての感じ方を変えるために思考を変えるのでなく、身体感覚と生理的な反応に取り組むことにより、その副産物として、心の解釈が変わるのを見出すのです。思考を変えることをゴールとするのではないのです。これが自然な発達の動きの賜物です。

このような知識と経過は、私たちに、プロセスがあって結果があるという従来の方向性を越えて発展していくよう促します。ポーランドの科学者アルフレッド・コージブスキーは「地図は現実の場所ではない」と言います。この言葉で彼が言わんとしたのは、われわれが言語構造や神経系内に保持している知識によって、実際には制限されうるのだということでした。心身に記録される体験の地図は、現実の「今、ここ」の場所ではありません。知覚分野に過去の言葉や反応が刻印されてしまうと、引き続き生存のために、未来の思考や感情のすべてが左右される危険があります。

真に秘められた力とは、私たちが成長と発達を、楽々快適に遊び心と喜びを持って受けとめることができるように、こうした心身のパターンを解放することによって発揮されます。身体がすべての可能性（本当の意味での現実の「今、ここ」の場所）にくつろいでいるときには、過去の地図を辿るときにも、将来に向けて創造的になるときにも、心は安心していきます。「今」が拡大して「すべて」をゆったりと包み込みます。

❋第17章　サバイバルを乗り越えて

子どもたちが過去の恐怖を抜け出て、「今、ここ」に戻ってくるように支援するのが私たちの課題でした。そしてこの目的のために、ブレインジムの自然な動きは、必要な架け橋となってくれたようです。ひとたび「今、ここ」にいる体験ができると、今この瞬間が安全だと感じられるようになります。その後で子どもたちはくぐり抜けてきた大惨事の体験も処理できるようになり、継続した保護の必要も手放せるようになります。それから自由に、成長と発達の段階へも動いていくことができるのです。

子どもたちのとった生き残り戦略全体を眺めてみると、当初は防御と反応にとどまることを選択していたことがわかります。例えばニコライの場合、体と心は言葉で言い表せないほどの苦痛に耐えてきたわけですが、彼が見出した生き続けるための唯一の方法が、じっと動かずに身を守る態勢でベッドに横たわり、何日も壁を見つめて過ごすということでした。身体は動かさなくても、頭と知覚系は四六時中はたらき続けていました。彼が目に映るすべての景色や耳に入ってくるすべての音を捉えることができたのは、ひとえにじっと動かずにいたからです。自分のことは誰も見えないと信じることで、攻撃に曝《さら》されることなく安全だという幻想をもち続けることができました。彼には体を動かしながら考えることは不可能でした。しかし長期にわたってこのような体勢をとり続けていたために、何日もトラウマの体験を追想し、したがってトラウマ記憶に固着するようになりました。硬直して動かぬ状態は、やがてうつ症状と自殺願望へと変わっていきました。私が治療を始めることができたときには、ニコライはほとんどすべての希望を失っていました。

一方、ミハイルのとった最初の反応はヒステリーで、立ち止まって考えることなどできない極端に感情的な体験でした。動いているときだけ、ミハイルの中に考えが生じることができました。彼のように深刻なケースの場合、考える力を探そうとした結果が、金切り声を上げる、大声でわめく、泣く、走る、歩く、半狂乱に動くことになったのです。このような反応のすべては、心身システムが生存のために試みたことでした。

深いショック状態にあるとき、自己防衛反応は感情と思考の両方に関わります。最初の数時間あるいは数日間、ほとんどの子どもたちにこの反応が強く現れており、私は一刻も早く、子どもたちがこの状態から抜けられるように導かねばならないことを知っていました。動かずにいるとショック状態が長引くことは、自分の研究からも明らかでした。しかしブレインジムのように意図的な動きを追加すると、大方の子どもたちは二～三日でショックから立ち直ったのです。

心理学の経験とこの子どもたちとの関わりは、子どもの心と身体が生存過程のまだ初期の二段階を体験している最中に、トラウマの記憶を振り返らせようとする要求は、いかに酷なことになりうるかという理解につなげてくれました。むしろ初めは、生存のための防衛反応など必要としない、内的に安全な場所へ子どもを導くことの方が、はるかに恩恵をもたらすことも発見しました。この新たに獲得した内的に安全な場所からトラウマ体験を眺めることで、心に傷を負った子どもも、自分に起きたトラウマのストーリーを検証し、自覚をもって成長と発達の段階へと移行していくことができます。

これまで見てきたように、時期尚早のうちにトラウマ体験を心で探る作業に入ると、心と生理機能が成長と発達を支持することができません。その結果、過剰防衛や過剰反応のパターンを繰り返していた体験を、さらに袋小路へと導くことにもなりかねません。そうなると、このようなパターンは悪循環に陥って生涯続く可能性がでてきます。

小児病棟に入り、極度のトラウマが引き起こす心身のあらゆる複合作用を目の当たりにしたとき、私は大学で一度も教わったことのないツール――サバイバルの深い轍から、子どもたちを安全な「今、ここ」へと進ませることができる何か――を見つける必要があるのだと確信しました。ご報告したように、レイジー・エイトの動きがまず子どもたちの注意を引きつけました。次に私が行うダブル・ドゥードゥルとクロス・クロールの動きも彼らの好奇心をかき立て、私の動きに倣って、（実際に行うか想像の中で）、彼らもこの発達の動きを行ったのです。

今や私たちは「あの時、あそこ」から「今、ここ」へと橋を渡すことができました。いったん大惨事から抜け出たのだと子どもたちが実感できるようになると、心身の強さという資質を構築する方向へ向かい始めました。生理的サバイバル反応が起きれば、それを識別して解放することを学び、文字通り身体的な安心感を体験するようになったのです。ここに至ってやっと、子どもたちは火事とトラウマ体験を、新しい視点から知的に「眺める」ことができました。このように心の反応を安全に解放する環境を準備するのが、自然な発育の動きの賜物なのです。

効果を持続させ、些細なことに反応する状況を改めるためにも、まずは子どもたちが将来を大局的に見る必要がありました。「今、ここ」から全体を見ることができたときに、初めて過去の出来事を安心して振り返ることができるでしょう。子どもたちが火事、列車、旅行についての見方を変えることができたのは、自分たちが勝者で、今を無事に生きていると気づいたからでした。この気づきが、恐れず前に進む基盤となったのです。

第18章　寓話

物語を用いる指導法には奥深いところがあります。脳のさまざまな部分は物語によって刺激され、心の中に絵を描き、そこで得た知識と自分の体験をつないで比較し、独自の学びを引き出したりするからです。ブレインジムが子どもたちに大変な効果を及ぼした理由の核心部分は、『フィリップ、ブレーンランドへ行く』という寓話の形でここに語られています。

この物語の登場人物たちは私たちを旅へといざないます。そこでトラウマに出合ったときに起こりうる、反射反応の全四段階を経て、目的地にたどり着くことになります。

ブレーンランドは、「ブレイン（脳）」と「ランド（土地）」の言葉遊びです。

フィリップは少年で、物語のヒーローです。

キャプテン・ピートは脳幹における、凍りつき - 逃走メカニズムがもつ防御の側面を表します。彼の司令は鎧を身に着けてじっと静止せよというものです。すると生理機能は休止し、知覚システムが周囲に素早く目を通して危険を探します。

ヴィヴィアン女将軍は、迅速に動いて目下の危険から逃れるために、辺縁系が闘争するか逃走せよと命じる、感情的で殺気立った呼びかけを表します。

プロバイバル国（「プロテクション（防御）」と「サバイバル（生存）」を合わせた名前）にはキャプテン・ピートとヴィヴィアン女将軍が住んでいます。この国は脳幹と辺縁系を合わせたエリア、あるいはそのどちらか一方にあります。抑うつや不安はこの国のトレードマークです。プロバイバル国にいるときには、心身が常に危険を察知して怯え警戒しています。トラウマの記憶が、当初のストレス下では必要だった生理的なサバイバル反応を絶えず復活させるため、過去のトラウマ体験にいつも反応しています。過去のストーリーを繰り返していれば、プロバイバル国に立ち往生するのはいとも簡単なことです。

ナウグロウ国は反応する代わりに行動する国です。この王国は大脳皮質全体に位置し、脳の他の部分と一体となってはたらきます。左右の大脳半球が（特に前頭前皮質と）一緒にはたらきながら、脳幹と辺縁系から入ってくる情報を検討し、論理、識別、推理、創造性、感情的洞察の贈物を取り入れます。この国では「今」という瞬間にいることができます。ここでは現実が、過去の出来事を通してではなく、今この瞬間に評価されます。このような場において統合が自然に生じ成長することができます。

ニュートン王子はあらゆることを新しい角度と見方から調べるのが大好きです。いろいろな方法で徹底的に研究し、遊びながら、感覚運動の事象を体験します。喜んで立ち止まり好奇心をもって探求するので、過去の問題を新しい方法で見ることができます。あらゆる可能性の場に遊ぶ王子は、学ぶことに心を開いています。

女王デラ・ミントは最高の状態にある能力を表します。反射が完全に統合され身体に深く根を下ろしたとき、そのような能力が生まれ、そのとき知恵と明晰さが君臨します。一九二九年にニコライ・バーンスタインが、動きは人に与えられた自然の才能だと書きました。そして女王デラ・ミントという名前は「ディベロップメント（発達）」という言葉に因《ちな》み、こうした豊かな才能を遊び心で称えたものです。

ワードソン卿とリースソン卿という二人の登場人物の名前もまた、言葉の遊びによります。人が脳の低次の領域に立ち往生しているとき、言葉を聞いて判断するのがやっかいになることを示すために使った名前です。言葉（ワード）と論理（リーズン）が意味をなすためには、大脳皮質（特に前頭葉と前頭前皮質）との明確な連携が必要です。

ブレーンランドの地図

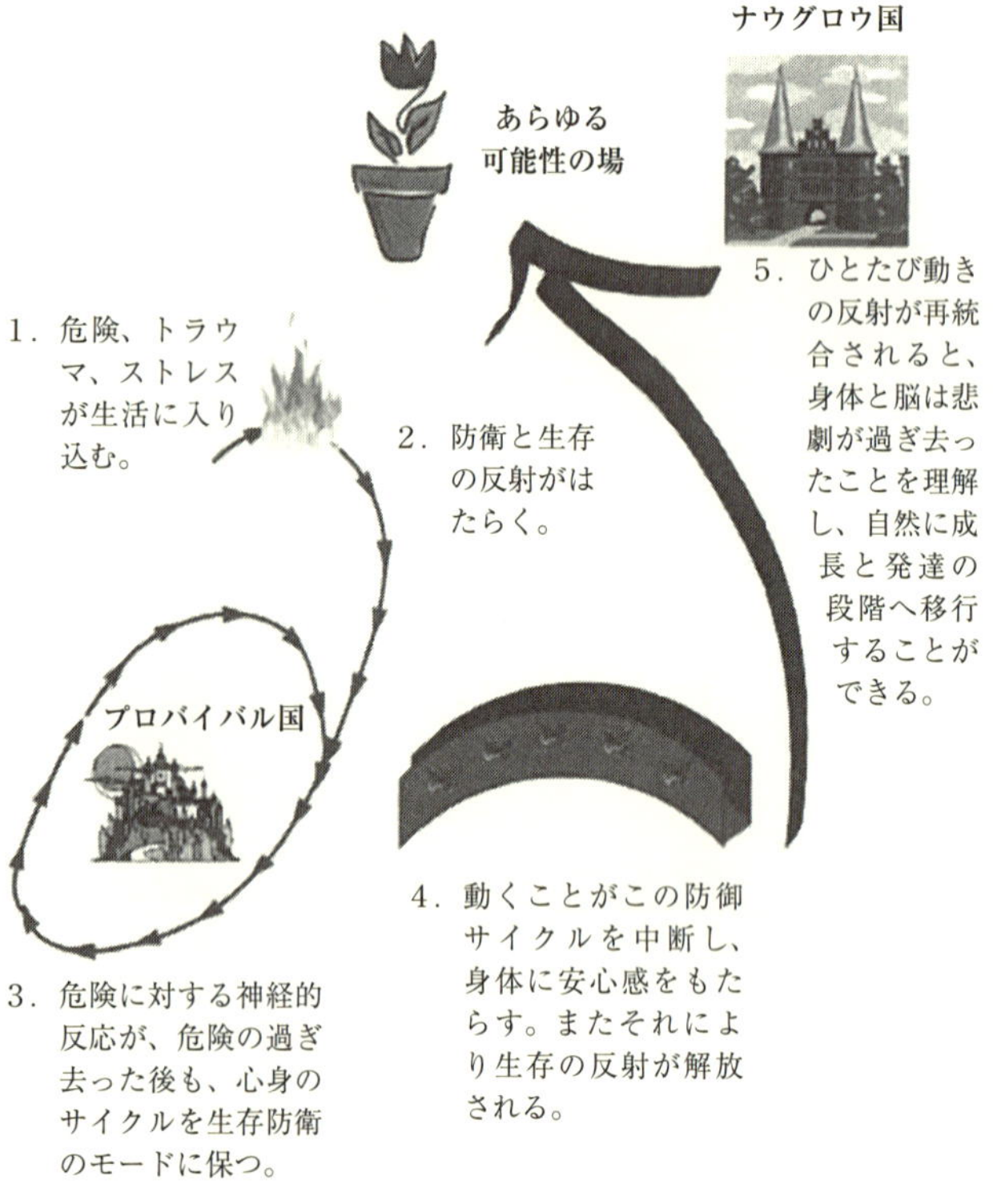
ナウグロウ国
あらゆる
可能性の場
1．危険、トラウマ、ストレスが生活に入り込む。
2．防衛と生存の反射がはたらく。
プロバイバル国
3．危険に対する神経的反応が、危険の過ぎ去った後も、心身のサイクルを生存防衛のモードに保つ。
4．動くことがこの防御サイクルを中断し、身体に安心感をもたらす。またそれにより生存の反射が解放される。
5．ひとたび動きの反射が再統合されると、身体と脳は悲劇が過ぎ去ったことを理解し、自然に成長と発達の段階へ移行することができる。

フィリップ、ブレーンランドへ行く

昔々、ブレーンランドと呼ばれる場所に、プロバイバル国とナウグロウ国という二つの王国がありました。王国の民はそれぞれにとても大切な、でもまったく異なる役割を果たしていました。

プロバイバル国の人々はどんな危険からもブレーンランドを守るようにと代々教えられてきました。キャプテン・ピートはそんなプロバイバル国の兵士の一人でした。彼は力強くて、ところどころ傷で覆われたピカピカの鎧を身に着けていました。ブレーンランドで危険に出合えば、剣を抜いて駆けつけそれを阻止するのが仕事でした。

キャプテン・ピートに司令を下すのはヴィヴィアン女将軍でした。将軍は軍隊とプロバイバル国がいつでも動けるように準備させておきました。危険を生き延びる唯一の方法は、その二歩先に先んじることだと信じていたヴィヴィアン将軍は、プロバイバル国の人々に、いざ逃げる必要に備えて、スーツケースに荷物を詰めておくようにと命じていました。

川向こうのナウグロウ国では、様子がまるで違っていました。女王陛下デラ・ミントはブレーンランドに誰よりも長く住み、そこはとても安全だと感じていました。女王は息子のニュートン王子とともに、ブレーンランドを探索しては、そこにある素晴らしいものを学んでいました。ナウグロウ国の民はとても賢明でした。

ある日、一人の少年がポニーに乗って全速力でブレーンランドに駆け込んできました。少年の家は、はるか遠く南の方にありました。彼はひどく怯えている様子でした。

最初に少年に気づいたのは、いつも見張りについているヴィヴィアン将軍でした。将軍はキャプテン・ピートに馬で調べに向かわせました。遠く離れた丘の上から、ニュートン王子が森の空き地で馬を止めたキャプテン・ピートを見ていました。ちょうどその時、少年とポニーが木立から現れました。キャプテン・ピートを見て驚いた馬は、後ろ足で立ち上がって少年を振り落としました。馬は再び木立の中に逃げて行きました。少年は震えながら地面にうずくまりました。

「お前は誰だ？　ブレーンランドで何をしている？」と、剣を抜いてキャプテン・ピートが怒鳴りました。

「僕はフィリップ」と少年が言えたのはそれだけでした。

キャプテン・ピートの目が大きく見開きました。ピタリと動きを止めて、鼻をならしながら匂いをかぎます。「よく聞け！」「危険が一杯だぞ！　お前を守るのが私の仕事だ！」と叫びました。

キャプテン・ピートは少年をサッと救い上げて馬に乗せ、プロバイバルへ戻りました。ニュートン王子は興味をそそられました。どこにも危険など見当たりませんでしたが、ブレーンランドにやって来る前に、何かがフィリップを脅かしたのは明白でした。王子は歩いて城に戻ると、女王デラ・ミントに見たことを話しました。

プロバイバル城ではヴィヴィアン女将軍が皆を動揺させていました。人びとは気が狂ったように駆け回っていました。キャプテン・ピートがフィリップを伴って城の門を入ると、将軍は二人を急かして、危険の正体が何だったのかと問いただしました。

フィリップは恐ろしさのあまり口が利けませんでした。その場に立ちすくみ、怖くてそれ以上前に進むことができません。「だめ、だめ」とびっくりして将軍が言いました。「動き続けるの。動き続けなければいけないの。みんな、急いで、急いで」

「フィリップ、教えてくれ」とキャプテン・ピートが言いました。「君はどんな危険を逃れてブレーンランドまでやって来たのだ？」

フィリップは泣き出しました。「僕の村で火事がありました」と話し始めます。「目が覚めたら辺りは煙で、何も見えませんでした。僕は這って外に出てポニーに飛び乗りました。僕たちは走って、走って、でもどこまでも火事でした」

ヴィヴィアン将軍が金切り声を上げました。「まーぁ。火事、火事がくる！　バケツ部隊を招集しなさい、バケツ部隊を。急いで、火事が来る！　民を避難させなさい！避難、避難、避難！」

フィリップは動けませんでした。キャプテン・ピートにしがみつくばかりです。火事が迫ってきているのです！

ヴィヴィアン将軍はバケツの水をこぼしながら走って行く兵士を呼び止めました。「君、君はナウグロウ国に知らせに行きなさい。火事が来ていると伝えるのです。逃げる用意をせねばなりません」

ナウグロウの宮殿で、ニュートン王子が女王デラ・ミントに少年のことを話し終えたちょうどその時、プロバイバルからの使者が走って来ました。

「女王閣下、ヴィヴィアン将軍からの伝言です」と使者は叫びました。「これまでにない規模の野火が近づいています！　貴国もいつでも逃げられるよう準備をするようにとの要請です」

女王デラ・ミントは謹んで使者の言葉に耳を傾けていましたが、穏やかな表情で言いました。「伝言をありがとう。もうプロバイバルへ戻ってかまいませんよ、そうしたいのであれば」

使者は飛ぶように去って行きました。

女王は思案するように言いました。「野火がこちらに向かっているのですか？」真相を知っているニュートン王子と顧問官たちの方を見つめました。

女王デラ・ミントはブレーンランドを見渡しました。太陽が輝いていました。空気は春の花のような甘い香りが漂っています。火事などどこにも見当たりません。宮廷日誌は何日か前に遥か南の方で火事が起きたことを伝えていましたが、それも豪雨で鎮火されました。

顧問官たちは、プロバイバルの人たちはとるべき行動をとって少年を保護したと知りました。しかしプロバイバル国には時計がないので、危険への恐怖が永続する可能性がありました。顧問官の決定は、少年をプロバイバル国から救い出して、ブレーンランドは安全だということを示さなければならないということでした。

顧問官たちは、賢明で学識のあるワードソン卿とリースソン卿を送ることを評決しました。彼らの言葉を耳にすれば、プロバイバルの人たちもフィリップを気持ちよく送り出してくれるだろうと確信していました。そこでこの二人の勇士は出発し、自信満々とプロバイバル城へ向かって行きました。

フィリップは冷たい部屋の隅で丸くなっていました。キャプテン・ピートは自分と同じような鎧をフィリップにも作らせました。眠りにつくといつも彼は火事の恐ろしい夢を見ていました。キャプテン・ピートがそばにいても、まだ安全だとは感じていませんでした。

ドアをノックする音がしました。キャプテン・ピートは剣を抜いて、サッとドアを開けました。

ワードソン卿とリースソン卿が入ってきて、キャプテン・ピートには目もくれず、フィリップに話しかけました。「やあ、われわれはナウグロウ国から川を越えて来たのだよ。君の村で火事があったことは知っている。しかしもう火事はおさまっているし、来る途中にも火事はない。われわれは君をナウグロウ国に連れて行き、ブレーンランドがどれほど素晴らしい所か見せてあげたいと思っている」

フィリップは自分に話しかける男たちの方を見ましたが、城の広間という広間が大騒動で、人々が走り回ったり怒鳴ったり、二人の言うことは何一つ聞きとれませんでした。

ちょうどその時、甲高い声が廊下に轟《とどろ》いてきました。「これはいったいどういうことだ？」

痩せてゴワゴワした髪の毛の、リドル医師が入ってきました。とてもいらだっているようでした。

「ちょっと、あなたがた。私の患者を混乱させて、これはいったいどういうことです？」

ワードソン卿は自分たちが誰であるかを説明し、フィリップをナウグロウ国に連れて行きたいこと、そしてそこに行けば彼が安全に思うだろうと説明しました。

「安全ですと？」とリドル医師はキンキン声で言いました。「はぁ〜安全？　少年はそれ相応の事情があって怯えているんですぞ。一番安全なのは、ここで、私の治療を受けることです」

「あなたのご努力には敬意を表します」とリースソン卿は言いました。「しかしですね、私たちは少年の恐怖を軽減して、ブレーンランドの美しさを楽しめるようになる手伝いができると思うのです」

リドル医師はあっけにとられました。今までこんな話を聞いたことがありませんでした。「あなたがたがこれまでの治療法以外で、何ができるとお考えなのか、私にはさっぱりわかりません。少年には薬が必要です。薬を飲まなければ恐ろしい夢を見るし、パニックの発作を起こします。さあ、もうお引き取りください」

「いえどうかドクター、リースソンの話をお聞きになりさえすれば」とワードソン卿が異議を唱えました。

「さようなら」とリドル医師は声高に言いました。「今すぐに城を出て行かないなら、絞首刑にしますよ！」

キャプテン・ピートが剣を振りかざし、リドル医師の前に踏み出しました。

二人の勇士は立ち去る他ありませんでした。

かわいそうなフィリップ。この部屋に閉じこもって、決して来ることのない火事を恐れているのです。リドル医師の与える薬は、めまいをひき起こすばかりでした。身には鎧をまとっていても、キャプテン・ピートやヴィヴィアン女将軍が守ってくれても、まだ安全だとは思えませんでした。

女王デラ・ミントの宮殿では、顧問官たちが会議を開いていました。プロバイバル国の人たちは働き詰めで、ワードソンとリースソンの話に耳を貸すことができなかったので、何か別の手を打つ必要がありました。

「良い考えがあります」と女王デラ・ミントは言いました。「ムーヴンキャットを送りましょう！」

ニュートン王子はブレーンランドで素晴らしい動物を発見し、それにムーヴンキャットと名付けました。ムーヴンキャットは普通の橙色をしたトラ猫に見えるのに、ありとあらゆる類いの面白い動きができました。

「そうしよう」と、全員が熱意を込めて賛同しました。「ムーヴンキャットを送ってフィリップをナウグロウ国に招こう」

フィリップは窓の外に、小鳥のような、オレンジのものがパッと現れて、数字の8を横にした形をとっているのに気がつきました。好奇心をそそられて窓のそばに行きました。それは鳥ではなくて、猫でした。ジャンプしながら、まるで一本のリボンが高い所でぐるぐる回っているみたいに回転しています。

　ムーヴンキャットは城壁の外に着地しました。猫はニャオとフィリップに向かって鳴き、それから草地を後ろ足で立って、まるでダンスでもするように、前足を対向する後ろ足に触れながら行進しました。


　フィリップは少し笑いました。何ておもしろい猫だろうと思いました。

「見て、キャプテン・ピート」と少年は声を上げました。「猫がダンスしているよ！」


　窓までやって来ると、キャプテン・ピートさえも興味をそそられました。

「僕、猫を見てくる」と言うなり、フィリップは鎧を脱ぎ捨てて、キャプテン・ピートが止める間もなくドアを開けて駆け出して行きました。フィリップは勇気が出てきたように感じました。城壁の外に出ると、彼はムーヴンキャットの傍に腰を下ろしました。ムーヴンキャットは他のたくさんの芸を見せてくれて、フィリップも真似してみたりしました。最初は馬鹿げていると思ったものの、彼はムーヴンキャットを好きになり信頼しました。


　そこへリドル医師がやって来て、「フィリップ、薬の時間だよ」と言いました。

「薬は飲みたくない。今日は気分がいいの」とフィリップは言いました。

「どういうことだ？」とリドル医師はあっけにとられて言いました。「気分がいいだと？　フン！」医師はこの事態をヴィヴィアン女将軍と相談するために飛ぶように立ち去りました。

フィリップは城という避難所を出たことにも気がついていませんでした。プロバイバル国ではいかに皆が殺気立っているかということに気がつきました。そして突然に、水の入ったバケツを持って走り回っている、プロバイバル国の人たちの何もかもが、ヘンに思えてきました。

ムーヴンキャットは川の方へと歩き去り、フィリップは後について橋までやって来ました。

川の向こう側に立っていたのはニュートン王子でした。

「やあ、フィリップ」と言いました。「僕はナウグロウ国のニュートン王子。ブレーンランドにようこそ」

「僕はもうブレーンランドにいるのだと思っていた」とフィリップは答えました。

「そうだよ」とニュートン王子が言いました。「でもブレーンランドには、プロバイバル国とナウグロウ国という二つの王国があるんだ。君がブレーンランドにいる限り、どちらの王国に滞在したいか決められる」

「ナウグロウ国は安全なの？」とフィリップは訊ねました。

「君はナウグロウ国の近くにいるよ。安全に思う？」

フィリップはそのことを一瞬考えてみました。実はもう安全だと感じていました。

ムーヴンキャットを眺めると、ニュートン王子の足元でニャーと鳴いていました。

フィリップは「そうだね」と言いながらも、そこでヴィヴィアン女将軍の忠告を思い出して訊ねました。「火事はどうなっているの？」

「火事なんてないよ、フィリップ」

「いや、あるよ」とフィリップは言いました。「僕の村で火事があって、家が焼けてしまった。ポニーがいなかったら僕だって絶対逃げられなかったよ」彼は走ってプロバイバル国へ戻ることを考えました。

「火事はあったよ、フィリップ。でもそれは昔起きたことだ。ナウグロウ国ではみんな今日のために生きている。そして今日、ブレーンランドは火事ではないし、こちらに向かって来るような火事もない。君はここにいて完璧に安全だよ」

フィリップは辺りを見回しました。虹が橋向こうの草原に現れました。そこはなるほど安全に感じられました。片足を橋に乗せ、それからもう片方も乗せました。橋の向こうからムーヴンキャットが走り寄って出迎えました。フィリップがナウグロウ国に来たことがとてもうれしかったのです。

「君のポニーは、ブレーンランドに着いたときからずっとここにいるよ」とニュートン王子が言いました。「君が戻ってきて喜ぶよ」

二人はナウグロウ宮殿に向かって行き、そこで女王デラ・ミントや顧問官の人たちが歓迎してくれました。

「フィリップ、ナウグロウはいかがですか？　教えてください」と女王が訊ねました。

「とても安心できます」と答えました。

「その通りです」と女王デラ・ミントが応えました。「なぜかわかりますか？」

「ムーヴンキャットがいるからかな？」

「それもあります」と女王デラ・ミントが言いました。「しかしもうひとつはプロバイバル国が過去を支配している国だからなのです。過去にあなたは火事によって怖い思いをしたので、時々あなたはプロバイバル国に戻って、守ってもらう必要があるように感じるかもしれません。ここは今を生きる国です。ナウグロウ国にいると、今この瞬間の現実を見ることができます。ブレーンランドにいる間は、ナウグロウ国に住みたいかプロバイバル国に戻りたいか、それはあなたの選択ですよ。どうしますか？」

「僕はここ、ナウグロウ国にいたいです」とフィリップは言いました。

女王デラ・ミントは微笑みました。それから一本の美しいろうそくを持ち上げました。

フィリップは一瞬震え上がりました。ろうそくの炎を見て、村の火事を思い出したのです。

あれは過去のことだった、と思いました。ここにいると安心だし勇敢にも感じられます。それに今日の火は小さくて、部屋に美しい光を投げかけていることが見て取れます。村の火事がろうそくの炎くらいに小さいものだと想像してみました。彼はそれを一息で吹き消すことができました。

「よくできました」と女王デラ・ミントが言いました。「ナウグロウ国にいると、あなたが恐れていたものを新しい方法で見ることができます。色、音、匂いだけでなくて、あなたの感じ方まで変えることができるのですよ。それもあなたが選択することです！」

フィリップは長いこと滞在していましたが、家族が恋しくなりました。女王デラ・ミントに、ブレーンランドを去ったらどうなるのかと訊ねました。

女王デラ・ミントが答えました。「あなたは決してブレーンランドから遠く離れることはありません。私たちが必要になった時には、いつでもここにいます。好きなだけ訪ねていらっしゃい」

キャプテン・ピートとヴィヴィアン女将軍は、フィリップが家に戻ることになって火事はないと聞き、緊張を解き始めました。そしてプロバイバルの人々はまた別の日に備えて、それぞれの見張り塔に戻りました。

ナウグロウ国の人々が総出でフィリップに別れを告げました。ニュートン王子はフィリップが連れて帰るようにとムーヴンキャットをくれました。

フィリップがポニーに乗って家に帰ると、家々は建て直され、村は以前よりもっときれいになっているのに気がつきました。フィリップはブレーンランドのすべてを家族に語り、どんな風にして勇敢になったのか話しました。彼はヒーローでした。物語は延々と夜まで語られ、ようやくフィリップは暖かい暖炉の真っ赤に燃える石炭の傍らで、安心して眠りにつきました。

おしまい

さあ、そこで読者のみなさん、あなたがキャプテン・ピートやヴィヴィアン女将軍に捕まっているとき、その捕まっているということに気づいてみてください。プロバイバル国に住んでいるとしたら、昔の話を繰り返している自分に気がつくかもしれません。そしていつまでも保護を必要とし、自分が犠牲者だと思い続けていると、身を守るためには塹壕《ざんごう》を掘ることしかないように感じてくるかもしれません。

ブレインジムを使って動いてみてください。それはちょうどムーヴンキャットのダンスのようなものです。あなたは自然にナウグロウ国に住んでいる平和と安心を体験しはじめます。このような高次の脳レベルから、今の自分について、自ずと新しい視点で理解しはじめるようになるでしょう。あなたの内なる勝者がこの意識の広がりとあらゆる可能性の場に目覚めつつあることをお祝いします。

第19章　あなたも勝者です！

読者のみなさん、あなたも勝者なのですよ！　たとえどんな難局にあったとしても、あなたはそれを耐え抜いた勝者です！　どうしてそれがわかると思います？　お教えしましょう。さあ、よく聞いてください。

宇宙空間のどこかに無数のひらめきがあって、そういう数えきれないひらめきの中から、一つ飛び抜けて素晴らしいひらめきがあなたを思い描きました。このたった一つのひらめきがあなたの名前を身に帯びました。あなたの勝ち！

あなたは自分がどれほど特別かご存知ですか？　お教えしましょう。さあ、よく聞いてください。

昔々、何百万という競技者が創造のマラソンに参加しました。このレースの終わりに、勝者が受胎の栄誉を与えられることになっていました。たった一人の競技者しか勝つことはできません。何百万の競技者のうち、最も特別な人が初めにゴールを越えました。このチャンピオンは歓迎を受けて抱擁されました。あなたが創造されました。またあなたの勝ち！　それがどんなに驚くべきことかおわかりになりますか？　お教えしましょう。さあ、よく聞いてください。

お祝い！　あなたの誕生の日です。たくさんの障害に出合い、しかもその一つ一つのハードルに断固とした決意で向き合って、あなたは命に手を伸ばしたのです。またしても達成しました。個々の障害を生来の知恵で克服してきたのです。あなたの勝ち！　自分がどれほど素晴らしいかあなたはご存知ですか？　あなたはきっとその素晴らしさを示してくれるでしょう。私たちもそれを見ることになるでしょう。

あなたは並外れています。勝者です！　あなたがそれを証明してくれました。そしてこれからもずっとあなたは勝者でいることでしょう。

MNRI® メソッドの起源──日本語版への追記

ウファーの後、ロシア教育アカデミーに戻ったマスコトーバ博士には、大学で教え研究するという前途有望なキャリアが待っていました。しかしウファーで発見した回復の方法を進展させるためには、それ専門に打ち込む必要がありました。大学院で専任講師として教え、大学で非常勤の研究者に留まる限り、必要としている人たちにその方法を役立てられる機会は決して来ないだろうとすぐに気付いたのです。

最大の効果をもたらすような知識に磨き上げるためには、いっそう理解を深め、正確なものとし、さまざまな分野の人たちとの活発な研究を通じて進展させていく必要がありました。そこで博士は焦点を変え、ロシア教育アカデミーの同僚から全面的な支持を得て、旺盛な研究活動によって反射統合の知識を広げていきました。

その結果として独自に開発したプログラムが、現在マスコトーバ神経感覚運動反射統合（MNRI®）方式と呼ばれているものです。その方式はいくつかのプログラムに分かれており、それぞれのプログラムが脳の生存防衛メカニズムと神経可塑性を促進する助けとなる原始運動反射パターンの統合を強化・最適化するように設計されています。MNRI方式の一番の目的は、健康状態・物理的条件・年齢に左右されることなく、原始運動反射パターンの統合プロセスを支持するところにあります。こうした原始反射に働きかけるだけでも一般的機能を改善する力はありますが、マスコトーバ博士が開発したプログラムを併用すると、改善の可能性は一段と高くなります。プログラム全体については、www.masgutovamethod.comを参照してください。

教育や研究を通して得たマスコトーバ博士の知識基盤は広範で深く、生理学、神経学、心理学、聴覚学、眼科学などに及びます。時代の先端で飛躍的な研究成果を挙げてきた多くの研究者たちにも学びました。マスコトーバ博士はより広く世界の情報を得たばかりでなく、ロシア人研究者として、つい先頃まではロシア国内でしか情報入手できなかったL・ヴィゴツキー、N・ベルンシュタイン、S・ルービンシュタイン、A・ルリア、L・アモソフ、P・アノーヒン、A・レオンチエフ他の研究にも学びました。世界の他の国々ではかなり目新しく思えるこのテーマで、それほど短期間の内に博士がエキスパートになれた背景を推測するのは容易です。彼女にはロシア人研究家と極限状態でトラウマになった子どもたちとの独自の関わりがあったからです。無条件反射、無意識的過程、サバイバルと関わってきたことにより、チェルノブイリ大惨事（一九八六年）、アルメニア共和国の地震（一九八八年）、ウファーの列車事故（一九八九年）、バクーの戦争（一九九四‐一九九六年）など、他の大惨事においても子どもや大人の犠牲者に働く生存のメカニズムを理解し関わる助けとなりました。反射統合という彼女のプログラムは、このような精神的外傷を受けた個人の大きな助けとなりました。大惨事で犠牲となった子どもの生存と支援の話を扱った彼女の論文は、ロシアの心理学ジャーナルやロシア・アカデミーの書籍に刊行されました。

マスコトーバ博士は自らに課した約束通り、ライフワークとして反射の研究に打ち込み、包括的MNRI回復方法の進展に尽力しています。

一九八九年より博士の知識と取り組みに触れることのできた世界各国の人々を対象に、反射と神経感覚運動の統合がもたらすメリットの影響を、運動、コミュニケーション、認知発達、感情・行動調節のさまざまな側面において研究しています。博士はまた神経発達障害をもつ子どもたちとの実演も行っています。マスコトーバ博士の教育機関がこれまでに関わった子どもや大人の数は二万七千人におよび、ロシア、ポーランド、ドイツ、フランス、合衆国、オランダ、カナダ、香港、インドネシアなど世界四十カ国以上にまたがります。二〇一〇年の時点で、この機関が主宰した国際家族会議は四十五を超え、八千名以上の学生、親、専門家にMNRIを指導してきました。このような全ての活動を通じて、マスコトーバ博士は「初期運動の統合は、成長、発達、学びに必要な生存防衛の鍵となる」ことを理解するようになりました。

スベトラーナ・マスコトーバ教育機関（SMEI®）の使命は、健康やウェルネス（健康維持）分野の専門家、教育者、親、介護者を対象に、成熟・発達段階における問題、人生の試練に取り組むための非侵襲的技法を提供することです。MNRIの専門家は生存のメカニズムに重点的に取り組むことにより、子どもや大人が生来の力を発揮して成長への可能性を開くように手助けします。

詳細についてはwww.masgutovamethod.comを参照してください。

著者について

スベトラーナ・マスコトーバ博士（Svetlana Masgutova）は、世界的に有名な心理学者でありニューロキネシオロジストです。

ポーランドのワルシャワにあるスベトラーナ・マスコトーバ博士国際研究所（International Dr. Svetlana Masgutova Instituteâ）と、米国の神経・感覚・運動並びに統合反射のためのスベトラーナ・マスコトーバ教育研究所（Svetlana Masgutova Educational Institute for Neuro-Sensory-Motor and Reflex Integration）の創立者。一九九四年以降、教育キネシオロジー財団、ブレインジム国際プログラムにおけるファカルティを務めています。ブレインジムとニューロキネシオロジーに関する博士の科学的リサーチは、ロシアとポーランドで七十を超える専門誌に発表されました。神経学キネシオロジーのトレーニング・コースを作り世界各国で教えています。博士の研究は、感情、知性、身体の潜在能力を豊かにするもので、人々の生活に大きな影響を与えています。

パメラ・カーリーは本書の共著者です。教育キネシオロジー財団、ブレインジム国際プログラムの国際ファカルティを一九九〇年より務めています。一九八四年からブレインジムのコンサルタントとインストラクターをしています。またSwitched-On Golf®というプログラムを開発してコースを作りました。神経・感覚・運動並びに統合反射のためのスペトラーナ・マスコトーバ教育研究所の国際ファカルティを二〇〇五年より務めています。ブレインジムとニューロキネシオロジーのクラスを世界各地で開催し、学びと自己発見の喜びを伝えています。

心的外傷を扱う臨床現場の人たちへの小さな紹介

五十嵐郁代・五十嵐善雄

日本において「心的外傷」という言葉が広まったのは、一九九五年の阪神淡路大震災以後です。トラウマ体験者（以下、体験者）が言葉で表現しにくい心的外傷の状態像に対して、身体を使ったアプローチによって改善が見出されるようになったのは比較的最近のことになります。例えばＰＴＳＤ（心的外傷後ストレス障害）治療に一定の効果があるとみなされ始めたＥＭＤＲ（眼球運動による脱感作と再処理法）も身体を介したアプローチであり、阪神大震災以後に日本に導入されました。

筆者が、初めて出会った身体的アプローチの技法は、ＴＦＴ（思考場療法）でした。筆者は、和歌山の高崎良徳（臨床心理士・小児科医）からＴＦＴを学びました。高崎は、併せてＥＭＤＲについても教示してくれました。その後、ＥＭＤＲ研修を経て、吉川吉美の臨床動作法研修にも参加し、いくつかの身体的アプローチについて繰り返し同時進行的に研修することになりました。其々に優れた技法だと思いました。なかでも、ＥＭＤＲは、心理療法として外傷体験を処理する枠組みと理念がしっかりなされていて、私たちも相談業務の中で使ってみた経験から、とても強力な効果を発揮する技法であることを実感してきました。しかし、同時に、精神科領域や心理臨床の有資格者でなければ研修を受けられないため、使用者が限られてしまい、少数の特定の有資格者に負担がかかるのではないかと懸念しました。

神戸の震災当時、神戸大学の精神科医局長であった安克昌が「世界は心的外傷に満ちている」と語ったように、今日でも、世界にはトラウマとなるような出来事が満ち溢れています。トラウマとなる出来事が大きければ大きいほど、多ければ多いほど、少数の専門家に大きな負担がかかるため専門家自身が疲弊したり、時には、命を落とすという現実を見てきました。特定の専門家のみに委ねるような治療ではなく、日本人になじみ易く、幅広い職種や体験者自身が簡単に使うことができるようなトラウマ治療のアプローチはないものだろうかと考えている時に、たまたまブレインジムに出会いました。

筆者は、ブレインジムの研修を重ね、日本の精神科治療におけるブレインジムの治療的応用について模索してきました。他の技法と同様にその効果に目をみはることも度々ありました。そのような矢先に東日本大震災が発生し、精神科診療所での治療にブレインジムを使っているという理由で、教育キネシオロジー協会横浜から、このスベトラーナ・マスコトーバ著の翻訳が私たちに送られてきました。一読して、従来のさまざまな心理療法を駆使してもどうしようもできない現実に突き当たり必死の思いでこの技法を子どもたちの治療に使おうとしたマスコトーバに、私たちは非常に共感できました。この度の震災による被害者の支援にも、幅広い職種に使ってもらえるのではないかと推測しました。さらに精神科治療者や支援者の理解を助けるために、簡単な解説の必要性を感じ、解説を書くことを思い立ちました。

この『トラウマからの回復』には、ロシアの心理学者であるスベトラーナ・マスコトーバによって、一九八九年ロシアの小さな町ウファー近郊での悲惨な列車事故に遭遇した子どもたちに、ポール・デニソンが開発したブレインジムエクササイズを応用したトラウマ治療の詳細が記述されています。マスコトーバは、子どもたちの治療にブレインジムの〈動き（アクティビティ）〉を使いながら認知の変換を試みています。否定的考えを肯定的考えに変えること、新しい希望を植え付けること、過去に持っていた自信を取り戻させること、五感を使ってリマインダー（トラウマを想起させる引き金となるもの）に対する感受性の閾値を高めること、物語を使ってメタファーを駆使することなどに、ブレインジムの〈動き〉を用いて、凍結されたトラウマメモリーを動かし、それを言葉に変え、肯定的考えを強化し、子どもが本来もっていたリソースを使ってエンパワーしています。

日本において、トラウマ治療の領域で、ブレインジムを使っている臨床家がいることについては、あまり知られていませんでした。その理由は、ブレインジムを開発したポール・デニソンが心理臨床分野の人ではなく、教育分野の博士であるという点です。二つ目には、日本においてＥＭＤＲは、医師や大学教諭など指導的立場にいる人たちによって普及されてきましたが、ブレインジムは、教員や芸術療法などを介して臨床に従事している人たちや、能力開発プランを手掛ける人たちが普及啓蒙に携わってきたという、普及する人たちの相違によると思われます。さらに版権や商標権という足枷もあり、日本において、ビジネスという側面に縛られたり、スピリチュアル系に傾く人たちも関与していたために、エビデンスに基づいた科学的立場を主張する人たちには受け入れ難いのではないかということが三つ目の理由です。四つ目には、あまりにも悲惨な状況に遭遇したマスコトーバ自身も、この治療体験を言語化することに多くの時間を必要としたために、本としてその体験が世に出るまでには、さらに長い時間がかかったということもあります。ブレインジムの臨床的応用は、TFT、EMDR、SE（ソマティック・エクスペリエンス）などに続いてようやく日本に紹介されることになりました。

ブレインジムの良い点のひとつは、医師や臨床心理士に特化されず、誰もが研修を受けられ誰もが使える点にあります。ブレインジムは、もともと日常のセルフケアとして使えるように構造化されており、トラウマへのケアに体験者自らの判断で〈動き〉を選択し身体を動かすので、どんな〈動き〉を使ってもほとんど副作用はなく安全性は高いのです。

また、マスコトーバは、「観念運動的」〈動き〉についての知識もあり、この度の体験で応用しました。「観念運動」というのは、観察者が他者の行動を知覚した時に、観察者に生じる同じような運動のことです。近年、ヒトの脳に、自分の前にいるヒトが右手を上げると、自分も右手を挙げているような気分にさせる働きをするニューロンが発見されました。このニューロンは、ミラーニューロンと名付けられ、生まれたばかりの赤ちゃんの前で舌を出して見せると、赤ちゃんもまねして舌を出すという現象も、ミラーニューロンの働きによるものであると考えられています。相談室で臨床家が難しい表情をしたり、腕を組んだりすると、クライエントも難しい表情をしたり、腕を組んだりすることがあります。姿勢や表情や声のトーンなど、非言語伝達が、相手の心に影響をもたらすということに私たち臨床家は、もっと認識を深める必要があることに気づかされます。

さらに、ブレインジムの〈動き〉には、外傷治療の際に生じる逆転移を軽減する効果があると考えられます。外傷性逆転移とは、細かく分類すれば一言でかたずけられるものではないことに注意を払わねばいけませんが、トラウマ治療の際に、患者のトラウマ体験の中から治療者自身の過去のトラウマ体験を思い出し、治療関係の中に影響を与えてしまうという状況も含まれます。言語を媒介にしたトラウマ治療は、治療者に外傷性逆転移を生じさせ易く、治療の流れが滞ることも起こり得ます。ブレインジムでは、治療者は、患者の傍らに居るサポーターになります。患者自身が選択した〈動き〉に合わせて、一緒に〈動き〉をしたり、時には誘導したり、様々なレベルでの関与の在り方が可能です。〈動き〉が出来ない患者には、治療者が患者の前で〈動き〉を行って見せ、患者自身の脳の中で〈動き〉をイメージしてもらうだけでも治療的です。このようなことからブレインジムは、治療者が外傷性逆転移に巻き込まれにくいことが理解できるでしょう。

スベトラーナ・マスコトーバは、自身の妹が殺害され被害者遺族としての体験者です。彼女はブレインジムを使って、自身のトラウマを乗り越えたといいます。治療者としても被害者遺族としても、人の自然な個体の発生と発育の途上で生起される〈動き〉に則ったブレインジムの〈動き〉を使用し、甚大な効果が得られることを体験しました。受精した瞬間から発生に方向づけられた〈動き〉や自然な発達に沿って現われては消える反射が、人を守るものとして役立つことにマスコトーバは気づき、そのことに敬意を表しています。心理療法で使われる言葉の起源は身体にあります。マスコトーバは、ウファーでの治療背景にある原理や理論的背景を更に調査研究し、発表してきました。それらは地に足のついたものであり、日本でも精神科や心理臨床領域の専門家に受け入れられる素地は十分にあると考えます。

トラウマ治療の際には、トラウマの性質、トラウマを被った時から経過した時間、トラウマの種類や大きさ、回数、病歴・生育歴など、複数の因子を考慮する必要があります。ここに出てくるトラウマの記述に若干の解説を加えたいと思いますが、対象となったのは人生体験の少ない子どものトラウマで、単回のトラウマである可能性が大きいということを考慮して読み進んで頂ければよいと思います。

◆トラウマ・トラウマ記憶の特徴

（三一頁）この子どもたちは言語分野にアクセスできなかった
（三二頁）多くの子どもたちが昏睡し、ショック状態で深刻な恐怖症を示す
（三四頁）来る日も来る日も同じ文句を何時間もわめく
（四三頁）彼はいつも顔や体を隠していた。一人になりたい要求がとても強い
（四三頁）死んだ方がいい
（四八頁）初めのうち子どもたちが書く絵はほとんど火災、爆発、列車事故とつながるものだった
（四九頁）車で搬送された少年が描いた絵はまるで事故の残骸を上空から眺めたように爆心地と

破壊された線路を表していた

（五一頁）爆発が起きたのは夜だったので子どもたちは死と暗闇におびえていたまた列車、交通機関にもおびえていた

（五七頁）多くが呼吸に苦しんでいた

トラウマの中心には恐怖があります。ＡＰＡ（アメリカ精神医学会）が規定した診断基準ＤＳＭ‐Ⅳ‐ＴＲでの「急性ストレス障害」および「外傷後ストレス障害」のＡ基準では

（一）実際にまたは危うく死ぬまたは重傷を負うような出来事を、一度または数度、あるいは自分または他人の身体の保全に迫る危険を、その人が体験し、目撃し、また直面した。

（二）その人の反応は強い恐怖、無力感または戦慄に関するものである。

となっています。

外傷性記憶は、あまりにひどいショックのために凍りつき、フラッシュバルブ記憶として断片化されて脳に蓄積されます。視覚だけではなく、聴覚、臭覚、触覚を伴ってフリーズされた記憶となります。あまりにも圧倒された記憶であるために時系列に沿うこ

ともなく、ストーリー性の乏しい記憶であり、そのために言葉として語ることが困難になるものです。

「来る日も来る日も同じことを繰り返し語る」、「事故の現場を絵に描く」というのは再体験（侵入）症状といいます。「何時間もわめく」という過覚醒症状を呈し「暗闇や列車に脅える」のは回避症状を呈していたといっていいでしょう。

この再体験、過覚醒、回避症状は、ＰＴＳＤの三大症状です。さらに「事故の残骸を上空から眺めたような絵を描いた」というのは意識が自己から切り離された状態であり、解離症状といいます。

生き残った者は、「生存者罪悪感」と呼ばれる、自分だけ助かって申し訳ないという気持ちを抱くようになります。

◆トラウマの治療

（二六頁）災害初期に必要とされるのは、救援活動である

（三五頁）手と腕を二人で一緒に動かすことが少年に驚きと好奇心を呼び覚ました

（三六頁）危険な過去から、安全な「今ここ」にもどすこと

（三六頁）あるがままの彼らを尊重するように話しかけ
（三七頁）まず過去を追体験させて、それから「今ここ」に導く
（三八頁）好きなもの・今は安全なこと・行動へ意識を向けさせることなどをレイジーエイトを使いながら導き出すと、今の現実が過去のトラウマの時間と空間と別に存在することを子どもたちは理解した
（四〇頁）スタッフの愛情を込めた触れ合いと励ましの言葉をかけながら一緒にブレインジムを行う
（四〇頁）ブレインジムが安全に対する新しい見方を作りだしていた
（四五頁）あなたは若いから皮膚は治ると伝えた
（四五頁）私たちは生まれつき知恵と勇気をもった勝者であるという物語
（五一頁）煙草の火に対する恐怖症から解放、新しい視点で火をみれば安心だ
（五一頁）子どもたちの全感覚に対する治療をした、心地よい関係を体験し直すことのよって。感覚経路を再教育する
（五二頁）あらゆる恐怖に対して治療を続けた
（五七頁）火傷をしていない部分を触れてもらって感じることも重要

（六〇頁）初めは、自分の怒りに触れているとき、叫んだり金切り声を出させないようにした
（六〇頁）左右同時の動きが持つ力を再体験した
（六三頁）笑いの能力を回復した上で、悲鳴や叫び声をあげさせた
（六三頁）自分が生き残りの勝者であることを体験し、その体験を言葉で置き変える
（六五頁）ブレインジムをしながらお互いのオープンで正直な気持ちに共感的に耳をすませながら感情体験を一歩一歩たどりブレインジムの動きと結びつけた
（六六頁）自分が生き残りの勝者となった心構えを他人に説明するように励まして、守ってもらう必要性から抜け出し成長の段階にすすむ経験をさせる
（六六頁）おとぎ話や比喩、高い道徳的価値をもった物語を話した

ジュディス・ハーマンは、『心的外傷と回復』の中で、心的外傷からの回復は、安全、想起・服喪追悼、社会との再結合の三段階を、行きつ戻りつしながら、らせん階段を登るように進んでいくと書きました。

トラウマとなる出来事が起こった時に、第一にすべきことは、トラウマを受けた人の安全の確保であり、生活基盤の保障です。安全・安心・安眠を確保するだけで自然災害などが引き金となったトラウマ反応は一年以内に過半数が自然治癒します。このような

安心できる状況が身体的心理的に確保されて始めて、安全に外傷記憶に触れることができます。そのため初めに必要となるのは救援活動に含まれる医学的処置やソーシャルワークです。心理的な問題への対処が必要となってくるのはその後となります。

トラウマ記憶は、トラウマとなる出来事が起こった時点で凍結しているので、意識を「今ここ」に戻す作業は大切です。トラウマ記憶には、視覚、嗅覚、味覚、聴覚、触覚などの五感がその時のまま封印されます。これらがトラウマを思い出させるリマインダーとなってフラッシュバックを起こさせ、自分でコントロールできない侵入症状に苦しむことになるのです。ＰＴＳＤの治療では、この侵入症状の処理が重要になります。スベトラーナ・マスコトーバは、〈動き〉を入れながら、安全に小さなリマインダーに接近させることで、般化したリマインダーの意味を特化させ、安全感を持たせました。また同時に健康なまま残っている部分を意識させる作業も行っています。

トラウマは、人を無力化し、孤独に貶め、人と人のつながりを破壊します。そのために治療において最も大切なのは体験者に「共にいる」ということを実感してもらうことによって、つながりが切れていないことを何度も確認してもらうことになります。自分の人生をコントロールする力をなくしたように感じている体験者に、生きていく力を取り戻してもらうためには、人生の主役は自分であるという「主体性」に気づいてもらうことが大切です。そのためには治療場面でも治療の主体は体験者にあるという姿勢も大事です。〈動き〉を自分で選択し、止めることも、中断することも、治療者とともに行うことも、治療者の行う〈動き〉を見て自分が行っているかのようにイメージすることも本人の自由であり、本人の主体性に任せることが出来ます。このことがブレインジムの治療的応用の象徴とも言えると思っています。万一、一旦治療者が主体を預かる事態が生じても、同時に主体を返すタイミングについて考慮しておく必要があります。いずれにしても主体性の回復と孤独からの解放という二つのことは、治療者は治療の中で、支援者は支援の中で常に意識しておかねばならないことであることが理解できるでしょう。

マスコトーバは常に子どもらと共に身体を動かし、あるがままの彼らを尊重するように話しかけています。そして、ブレインジムをしながら、トラウマを冷静に客観的に眺めさせつつ、安全に対する新しい前向きな考え方を獲得できるように工夫しています。

「若い皮膚はよくなる」という良い情報を与えつつ、励ましながらエンパワーしています。エンパワーするために「意識ある存在としてお母さんのお腹にやどりこの世に生を受けるためにどれほどとてつもない競争の中を生き抜いてきたか」というメタファーを使って、人であれば誰でも内包する力を再認識させる作業も同時に行っています。

フリーズされた外傷記憶を解凍し、言葉を使ってどのように外傷記憶を自分史に組み込むかによって、人は安寧を得ることもできるし、一生嘆き悲しんで生きることにもなります。

記憶というものは加工されやすいものなので、長い時間を経たトラウマを扱う時にはそれが事実かどうかを問題にするのではなく、心的現実としてどのように過去の記憶を加工して行くかということが課題となります。ネガティブストーリーへと話の誘導を行わないようにすることも肝要です。

ブレインジムの中でも左右同時に動かすことの重要性については、マスコトーバが「ウファーにおける診療の背景にある原理」の中で示しています。

ブレインジムには、それを行う際の五原則があります。一つは、知性とは生まれつきあるもの、二つ目は、注意力は意図にしたがう、三つ目は、能動的な経験から学習する、四つ目に、学習するために身体を動かす、五つ目に、相互につながっている、という五原則です。このことから、「主体性」と「共にいること」を大事にしていることが分かっていただけると思います。「クライエントが生まれながらに持っている力」を尊重し、「私たちはお互い影響し合っている」という考え方を基本にしています。

◆二次的外傷ストレスについて

（二頁）ウファーを離れて何週間が過ぎても死にゆく子どもたち、ショックやパニックに襲われた子どもたちへの思いと記憶が執拗に意識にのぼってきました。頭に焼きついた映像が何度も閃光のように現われて目から涙が溢れるのです。身体は震え、時にはイメージに反応して凍りつくこともありました

（二頁）私の心は沈黙し時にはまるで石でできているように感じられました。初めの頃は事故の映像を心の中の引き出しに仕舞いこみ鍵をかけていました

（六頁）これまで学んできた全てが根底からくつがえされた、どうしたらこのひどく苦しんでいる子どもの心に触れられるのだろう

（二四頁）当初私たちのチームには心理学者が十二人いましたが支援が終わる頃にはわずか三名だけになっていました

（三一頁）病院の三方の壁は死亡した子どもたちの名前で覆われ、・・この壁の前を通る時、私

の眼は涙であふれました

（三二頁）自分が無力になるのを感じた

（三二頁）今まで学んできたことのどれもがこの子どもたちを回復の初期へと導く助けにならないと気づき愕然とした

命を失うような圧倒的なトラウマ体験は、それを治療者が目撃しただけでもトラウマとなります。トラウマ治療を行う時には、体験者のそのトラウマ時の過去の時点まで遡る時に、治療者も共にトラウマを再体験してしまうのです。助けられないという無力感に取りこまれると、その場から逃げ出したくなるのが人の本性であるかもしれません。二次被害・共感疲労は、起こるべくして起こるということを知っていなければ支援者はバーンアウト（燃え尽き）してしまいます。

◆共感満足

（七頁）ただ心から子どもたちが苦しみから解放される方法をみつける手助けがしたいと思っていた

（一三頁）すぐにも現場にかけつけなければならない

（三一頁）他者を助けたい一心でやってきたのに、

たとえ共感疲労が起ころうとも、人は人を助けたいと願う気持ちを捨てきれません。人を支援することは、自分が支援されることにつながります。ここに共感満足という感覚があり、この感覚によっていつも人はネットワークの中で癒されていくのです。

◆人と関わるときの自分のよりどころとなる考えや幅広い心理療法の知識を持つ

（一二一頁）カール・ロジャース、カール・ユング、ゲシュタルト心理療法、心理分析、芸術療法などの概念や方法に熟知

（五一頁）生きることへの子どもたちの意欲が芸術、ブレインジムの動き、心理療法によってひきだされた

マスコトーバは心理分野の専門家であったので、自らの豊かな知識や体験に基づいてブレインジムを行いました。身体を使って、リラックスさせて安全を確かめさせただけではなく、絵を使い、そこに言葉を加え、自分の体験に意味をもたせ、もう一度子どもたちに自分の未来への時間を開かせました。

◆喪の作業について

（三頁）「なぜ私に起きたのか」と自問する

（五五頁）ミハイルは看護助手にこぼしたジュースの後始末をするように言われて突然ヒステリーを起こし攻撃的になった。後になってわかったことは、おばあさんが亡くなり生涯孤児になってしまった自分を思い精神的に打ちのめされた

（五六頁）一緒に様々なブレインジムを続けながら彼の深い悲しみを受け止めた

（五六頁）大量の薬の副作用で子どもたちが苦しみ、死にさえしたのを目の当たりにした

（六五頁）私が大切だと気付いたことは、うすっぺらな約束などせず深い悲しみの段階を理解し、受け入れるということでした

トラウマからの回復過程において、S・フロイトの言う喪の作業（Mourning Work）を避けて通ることはできません。外傷記憶に伴う痛みや悲しみを引き受けることなしに、未来を描くことはできないからです。

喪の作業は、体験者個々人の個性、生育歴や病歴、家族歴などに影響を受けるために、皆一様に進むというわけではありません。そのために支援者には、体験者それぞれの喪の作業の進展度合いを把握し、その時々に合わせた共感を伝えながら、喪の作業に

寄り添うことが求められます。時に応じて体験者の感情に意識的に巻き込まれたり、現実を突き付けることも支援者の役割となるでしょう。安全で信頼関係に包まれた体験者と支援者との関係は、喪の作業を共に歩み続けることを支え、体験者の視野を広げ、外傷記憶を未来に有効な資源へと変換させていくでしょう。しかし、この時に支援者も体験者の対象喪失に巻き込まれ、先述した二次受傷や共感疲労へと連結され、支援者の外傷記憶に伴う停滞していた喪の作業を揺り動かします。喪の作業は、誰にでもある体験です。だからこそ支援者を支援する支援者も欠かせません。そして、支援者もまた支援者に守られているという安心感によって、体験者の喪の作業は進みます。そして、喪の作業に有効な薬物は、未だに同定されていません。

◆家族療法について

（四四頁）ニコライの落ち込みが怪我のせいばかりでなく、両親にも原因のあったことが判明した

人は一人で生きている訳ではありません。生活している環境を整えなければ、いくら治療場面でうまくトラウマに対する視点を新しい視点に変換できたように思えても一時

的なものにすぎなくなります。特に子どもは、養育者の気持ちや考え方に大きく影響を受けます。このことからクライエントの家族背景を熟知しておくことも有用な情報であることを忘れてはなりません。両親の不仲、嫁と姑の問題、兄弟間葛藤、さらには家族の経済的な問題と枚挙をあげれば暇がありません。問題のない家族はないと言えるほど、家族は様々な問題や課題を抱えています。そのために家族療法的視点も忘れてはならないことは言うまでもありません。

残念なことに、この本には、子どもの物語の続きが書かれていません。子ども達はどのような人生をたどったのでしょう。その後、ブレインジムを使ったことはあるのでしょうか。「ピンチはチャンス」と言うように、トラウマ体験は未来へ人を大きく成長させる要素も持っています。それをPTG（外傷後成長　Post Traumatic Growth）と呼ぶ人もいます。もともと、ブレインジムは、教育キネシオロジーと言って、よりよい人生と繋がるために作られました。この本には書かれていませんが、よりよい人生に向けて自分の身体が素直に動くように気づきを高めるというのが、ブレインジム本来の在り方であり、再教育と言われるゆえんです。

最後に、二〇一〇年大阪でのワークショップの際に、ブレインジム創始者であるポール・デニソンが「ブレインジムの根幹に流れている思いは、愛です。世界中の子ども達が幸せになることを願っています」と述べた言葉を付け加えておきたいと思います。

参考文献

・安克昌『心の傷を癒すということ』作品社、一九九六
・アラン・ヤング（中井久夫ら共訳）『ＰＴＳＤの医療人類学』みすず書房、二〇〇一
・五十嵐郁代編「こころのりんしょう à·la·carte」三〇巻四号 星和書店、二〇一一
・外傷ストレス関連障害に関する研究会編『心的トラウマの理解とケア　第二版』じほう、二〇〇六
・金吉晴ら『こころのライブラリー（一一）ＰＴＳＤ』星和書店、二〇〇四
・Ｊ・Ｈ・ハーヴェイ（安藤清志訳）『悲しみに言葉を』誠信書房、二〇〇二
・ジュディス・Ｌ・ハーマン（中井久夫訳）『心的外傷と回復』みすず書房、一九九六
・パール・バック『つなみ』きのこ山書房、二〇〇五
・中井久夫「神谷美恵子の「人と読書」をめぐって」『樹をみつめて』一四八‐二〇一頁、みすず

書房、二〇〇六
・成瀬悟策『動作療法』誠信書房、二〇〇〇
・ピーター・リヴァイン（藤原千枝子訳）『心と身体をつなぐトラウマ・セラピー』雲母書房、二〇〇八
・フランシーヌ・シャピロ（市井雅哉監訳）『EMDR外傷記憶を処理する心理療法』二瓶社、二〇〇四
・ベセルA・ヴァン・デア・コークら（西澤哲監訳）『トラウマティック・ストレス』誠信書房、二〇〇一
・B・H・スタム編（小西聖子・金田ユリ子訳）『二次的外傷ストレス』誠信書房、二〇〇三
・ポール・デニソン（石丸賢一訳）『ブレインジムと私』市民出版社、二〇一〇
・マギー・フィリップス（田中究監訳）『最新心理療法―EMDR・催眠・イメージ法・TFTの臨床例』春秋社、二〇〇二
・ロジャー・J・キャラハン（穂積由利子訳）『TFT思考場療法』春秋社、二〇〇一

訳者あとがきにかえて

教育キネシオロジー財団は、毎年、ブレインジムの世界大会を開催しています。二〇〇七年の大会終了後、私は原始反射に関する講座に参加しました。講師はパメラさんで、教わった内容はスベトラーナさんが彼女の研究を講座形式にまとめたものでした。他の資料と共に『トラウマ・リカバリー』を購入しましたが、そのときには、自分が受けている講座の内容の「原点」が書かれている本だとは知りませんでした。帰りの飛行機の中で読み始めたところ、内容にすっかり引き込まれ一気に読み終えてしまいました。

その当時の私はブレインジムに関わっていながらも、なんでこんなにシンプルなエクササイズに効果があるのだろうと不思議に思っていましたし、アートセラピストとしてもスベトラーナさんの体験に心が動きました。私は会う人ごとに「とても興味深い本だ」と言い続け、その当時、ブレインジムの活動をサポートしてくれていた初鹿野ひろみさんが「とにかく日本語に」と自分の時間をあてて翻訳をしてくれたのです。

東日本大震災の後「この本はきっと役に立つ」と思いました。ブレインジムインストラクターでトラウマケアに詳しい五十嵐郁代さんに試訳を読んでいただくと、すぐに専門家の立場から、本の内容に関して「小さな解説」を書いてくださいました。それは「心的外傷を扱う臨床現場の人たちへの小さな紹介」となり、出版にいたるまでご指導いただきました。また、星和書店の石澤社長は、パメラさんからの「被災した人たちに配布してほしい」という要望も快く受け入れてくださいました。この本の出版は、様々な方々の前向きな気持ちにより可能となりました。心から感謝しています。

この本で紹介されているエクササイズは数点ですが、Brain Gym®ブレインジムには二十六の「動き」があります。そのどれもが簡単で、誰でも行うことができるものですが、状況に合わせて使うことで、より大きな効果を期待できます。

日本でブレインジムの普及活動が本格的に始まったのは、日本人のインストラクターが誕生してからです。ブレインジムや教育キネシオロジーの考え方は、インストラクターが開催する講座や体験会などを通じて紹介されています。現在、NPO法人日本教育キネシオロジー協会に所属するインストラクターは八十名を超えました。様々な経歴の上にブレインジムを取り入れているインストラクターの活動は、自己教育や子育て支援、教育分野にとどまらず、部活動を含むスポーツ分野、ビジネス、医療関連と拡大してきています。

また新たな可能性がこの本により示され、多くの方の心に届いて、前に一歩を踏み出すためにブレインジムが助けとなることを願っています。

＊ＮＰＯ法人日本教育キネシオロジー協会　www.edu-k.jp

たむらゆうこ

訳者略歴

◆監訳

五十嵐善雄

岩手医科大学卒業。山形大学医学部精神神経学講座から1983年より二本松会上山病院に勤務。この間四年間北九州市立デイケアセンター勤務し、坂口信貴氏に師事。2005年よりヒッポメンタルクリニック開業。統合失調症のリハビリテーション、精神療法に関心を持つ。多文化間精神医学会監事、日本家族療法学会評議員などいくつかの学会に所属。

五十嵐郁代

広島大学医学部薬学科卒業。薬剤師・精神保健福祉士などを取得し、広島市島神経科内科クリニックほかを経て、現在、山形市のヒッポメンタルクリニックに勤務。

精神科診療所において、女性のトラウマティック・ストレスに取り組む機会が増えたため、非言語療法として身体を活用する技法を学んできた。

TFT-RCT（思考場療法のトレーナー）、ブレインジムインストラクター、EMDR（眼球運動による脱感作と再処理法）パート２修了その他。

たむらゆうこ

NPO法人日本教育キネシオロジー協会理事長。

教育キネシオロジー財団のインターナショナルファカルティとしてブレインジムインストラクターの養成に関わる。

アントロポゾフィー医学のための医師会／アントロポゾフィーに基づく絵画・造形芸術療法士の会会員。

◆翻訳

初鹿野ひろみ

NPO法人日本教育キネシオロジー協会の活動初期に理事を務め、ブレインジムの普及に貢献する。現在は、ホールボディフォーカシングの学びを深めている。

トラウマからの回復
ブレインジムの「動き」がもたらすリカバリー

2013年7月31日　初版第1刷発行

著　　者　スベトラーナ・マスコトーバ，パメラ・カーリー
監 訳 者　五十嵐善雄，五十嵐郁代，たむらゆうこ
訳　　者　初鹿野ひろみ
発 行 者　石 澤 雄 司
発 行 所　株式会社星　和　書　店
〒168-0074　東京都杉並区上高井戸1-2-5
電話　03（3329）0031（営業部）／03（3329）0033（編集部）
FAX　03（5374）7186（営業部）／03（5374）7185（編集部）
http://www.seiwa-pb.co.jp

Printed in Japan　ISBN978-4-7911-0852-7

季刊 こころのりんしょう
à·la·carte

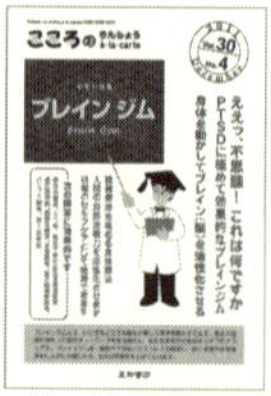

第30巻4号

〈特集〉ブレインジム

［編集］五十嵐郁代

B5判　104頁　本体価格 1,600円

ブレインジムは、心身システムと脳の働きの調整を助ける安全で簡単なエクササイズ。本特集でも紹介するエクササイズ群は、誰でも即座に学ぶことができ効果を体感できる。学習障害などの治療から始まったブレインジムは、いま精神科領域でもさまざまな応用がなされてきており、本特集では、精神科病院やクリニック、福祉施設での実践について詳しく紹介する。PTSD、統合失調症、発達障害、不安障害などさまざまな疾患に対する身体療法の可能性を示唆する画期的内容。

【主な目次】特集にあたって／ブレインジム 用語一覧と簡単な解説／ブレインジム Q&A／ Brain Gym®（ブレインジム）というアプローチ／原始反射を考慮すると効果があがるブレインジム／精神療法を高めるブレインジム／高次脳機能障害への効果的なブレインジム使用例／トラウマティック·ストレスに効果のあるブレインジムとは？／子どもの不適応事例に対する効果的なブレインジム／発達障がいに効果のみられるブレインジムとは？／ブレインジムと精神科病院 ほか

発行：星和書店　http://www.seiwa-pb.co.jp　価格は本体（税別）です